临床用药与药学新进展

主编　李承文　杨艳霞　李　伟　王　凯
　　　吕香丽　赵庆美　侯　坤

U0381136

上海科学普及出版社

图书在版编目（CIP）数据

临床用药与药学新进展／李承文等主编. —上海：上海科学普及出版社，2022.12
ISBN 978-7-5427-8365-3

Ⅰ.①临… Ⅱ.①李… Ⅲ.①临床药学 Ⅳ.①R97

中国版本图书馆CIP数据核字（2022）第232742号

统　　筹　张善涛
责任编辑　陈星星　黄　鑫
整体设计　宗　宁

临床用药与药学新进展

主编　李承文　杨艳霞　李　伟　王　凯

吕香丽　赵庆美　侯　坤

上海科学普及出版社出版发行

（上海中山北路832号　邮政编码200070）

http://www.pspsh.com

各地新华书店经销　　山东麦德森文化传媒有限公司印刷
开本　710×1000　1/16　印张 12.25　插页 2　字数 220 000
2022年12月第1版　　2022年12月第1次印刷

ISBN 978-7-5427-8365-3　定价：128.00元
本书如有缺页、错装或坏损等严重质量问题
请向工厂联系调换
联系电话：0531-82601513

编委会

主　编

李承文（济南市章丘区人民医院）

杨艳霞（乐陵市中医院）

李　伟（昌乐齐城中医院）

王　凯（潍坊市第二人民医院）

吕香丽（菏泽市定陶区人民医院）

赵庆美（利津县中医院/利津县第二人民医院）

侯　坤（内蒙古医科大学附属人民医院

　　　　内蒙古自治区肿瘤医院）

副主编

冯德印（阳谷县人民医院）

马洪泉（山东省东营市利津县北宋镇卫生院）

李　慧（无棣县人民医院）

赵晓星（昭通市食品药品检验所）

魏建刚（聊城市人民医院）

杨三华（利津县中医院/利津县第二人民医院）

前言
FOREWORD

临床药物学是药物学与临床医学紧密结合的一门学科。随着生命科学理论和技术的迅猛发展，临床药物学在许多方面取得了重大突破，尤其是在临床药物治疗学方面出现了一系列的新进展。与此同时，药物研发在应用安全、提高疗效、使用方便等方面的不断创新，使得越来越多的药物被广泛应用于临床，为临床医师、药师和患者提供了越来越多的选择。如何安全、合理地应用药物，已经成为备受大众关注的焦点。

为了反映临床药物学中的新理论、新概念和新技术，帮助临床医药学工作者系统地掌握和查阅临床药物学知识，以便其在临床实践中合理选择药物并制订合理的药物治疗方案，我们参考了大量国内外药物学相关文献，结合临床用药现状和实践经验，倾力合著此书，以期与广大同仁与时俱进、共同进步。

本书共五章，绪论部分介绍了药物来源及植物药成分、药物相互作用、药品不良反应与药源性疾病的相关知识；临床用药部分则从临床实际出发，收录了应用于神经科、心血管科、消化科等科室的常见药品名称与规格、药理作用、适应证、禁忌证、不良反应、用法用量和注意事项等。全书内容丰富、紧扣临床、资料新颖，适合各级药学专业同仁、临床医师阅读参考。

由于本书涉及内容广，参与编写的人员较多，在内容深浅度选择和密切结合临床实际等方面可能有不足之处，尚待通过实践检验。衷心希望广大读者在实践过程中提出宝贵意见，以使本书不断修改、完善，更好地适应我国医疗卫生保健事业发展的需要。

《临床用药与药学新进展》编委会

2022 年 8 月

目 录

CONTENTS

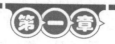

绪　论

第一节　药物来源及植物药成分

一、药物的来源

来源有二，一是自然界，二是人工制备（包括仿生药物）。来自自然界的药物为天然药物，包括中药及一部分西药；来自人工制备的药物为化学药物，包括大部分西药。

天然药物，特别是中药，大都经过长时期的临床使用，其疗效多已肯定，使用安全性较高，因此近年来受到各国医药界的重视。相比之下，化学药物则由于某些品种不良反应较大，有的不良反应还需要较长期使用后，始能发现，其潜在的不安全性使人们转而注意天然药物。但习惯上认为中药较为安全的看法也被近来发生的某些"木通"类的肾毒性所改变。

植物性天然药物（植物药）在天然药物（包括中药）中占较大比例，它的化学成分一直受到人们的注意。经过近百年来的研究，其成分现已大体为人们所了解。

二、较重要的植物药化学成分

（一）生物碱（赝碱）

生物碱是一类含氮的碱性有机物质，大多数是无色或白色的结晶性粉末或细小结晶，味苦，少数是液体（如槟榔碱）或有颜色（如小檗碱）。在水内多数难溶，比较易溶于有机溶剂如醚、氯仿、醇等（但与酸化合成盐后，就易溶于水，能溶或稍溶于醇，而难溶于醚、氯仿等）。这类成分一般都具有相当强烈的生理作用。重要的生物碱如：吗啡、可待因（含于阿片）、奎宁（含于金鸡纳皮）、咖啡因（含于茶叶、咖啡豆)、阿托品(含于颠茄等)、东莨菪碱(含于洋金花)、士的宁(含于番木鳖)、依米丁(含于吐根)、麻黄碱(含于麻黄)、可卡因(含于古柯叶)、毒扁豆碱(含于毒扁豆)、毛果芸香碱(含于毛果芸香叶)、麦角新碱、麦角胺(含于麦角)、小檗碱(含于黄连、黄柏、三颗针等)、延胡索乙素(含于元胡)、粉防己碱(含于粉防己)等。

(二)多聚糖

多聚糖(简称多糖)是由十个以上的单糖基通过苷键连接而成的,一般多聚糖常由几百甚至几千个单糖组成。许多中草药中含有的多糖具有免疫促进作用,如黄芪多糖。从香菇分离出的香菇多糖具有明显的抑制实验动物肿瘤生长的作用。鹿茸多糖则可抗溃疡。

(三)苷(配糖体,糖杂体)

苷是糖或糖的衍生物与另一称为苷元(苷元或配基)的非糖物质,通过糖端的碳原子连接而成的化合物。苷的共性在糖的部分,而苷元部分几乎包罗各种类型的天然成分,故其性质各异。苷大多数是无色无臭的结晶或粉末,味苦或无味;多能溶于水与烯醇,亦能溶于其他溶剂;遇湿气及酶或酸、碱时即能被分解,生成苷元和糖。苷类可根据苷键原子不同而分为氧苷、硫苷、氮苷和碳苷,其中氧苷为最常见。

氧苷以苷元不同,又可分为醇苷、酚苷、氰苷、酯苷、吲哚苷等,现简述如下。

(1)醇苷:如具有适应原样作用的红景天苷和具有解痉止痛作用的獐牙菜苦苷均属醇苷。醇苷苷元中不少属于萜类和甾醇类化合物,其中强心苷和皂苷是重要的类型。含有强心苷的药物有洋地黄、羊角拗、夹竹桃、铃兰等。皂苷是一类比较复杂的苷类化合物,广泛存在于植物界,它大多可以溶于水,振摇后可生成胶体溶液,并具有持久性、似肥皂溶液的泡沫。皂苷是由皂苷元和糖、糖醛酸或其他有机酸所组成。按照皂苷被水解后所生成的苷元的结构,皂苷可分为两大类:甾体皂苷和三萜皂苷。薯蓣科薯蓣属许多植物所含的薯蓣皂苷元属于甾体皂苷;三萜皂苷在自然界的分布也很广泛,种类很多,如桔梗、人参、三七、甘草、远志、柴胡等均含有三萜皂苷。

(2)酚苷:黄酮、蒽醌类化合物通过酚羟基而形成黄酮苷、蒽醌苷。如芦丁、橙皮苷均属黄酮苷,分解后可产生具有药理活性的黄酮;大黄、芦荟、白番泻叶等含有蒽醌苷,分解后产生的蒽醌具有导泻作用。

(3)氰苷:氰苷易水解而产生羟腈,后者很不稳定,可迅速分解为醛和氢氰酸。如苦杏仁苷属于芳香族氰苷,分解所释出的少量氢氰酸具有镇咳作用。

(4)酯苷:如土槿皮中的抗真菌成分属酯苷。

(5)吲哚苷:如中药所含的靛苷是一种吲哚苷,其苷元吲哚醇氧化成靛蓝,具有抗病毒作用。

(四)黄酮

为广泛存在于植物界中的一类黄色素,大都与糖类结合为苷状结构存在。多具有降血脂、扩张冠脉、止血、镇咳、祛痰、减低血管脆性等作用。银杏、毛冬青、黄芩、陈皮、枳实、紫菀、满山红、紫花杜鹃、小叶枇杷、芫花、槐米、蒲黄等都含有此成分。

(五)内酯和香豆素(精)

内酯属含氧的杂环化合物。香豆素系邻羟基桂皮酸的内酯,为内酯中的一大类,单独存在或与糖结合成苷,可有镇咳、祛痰、平喘、抑菌、扩张冠脉、抗辐射等作用,含存于秦皮、矮地茶、补骨脂、蛇床子、白芷、前胡等。其他内酯含存于穿心莲、白头翁、当归、银杏叶等,具有各自的特殊作用。

(六)甾醇

常与油脂类共存于种子和花粉粒中,也可能与糖结合成苷。β谷甾醇(黄柏、黄芩、人参、附子、天门冬、铁包金等含有)、豆甾醇(柴胡、汉防己、人参、款冬、黄柏等含有)、麦角甾醇(麦角、灵芝、猪苓等含有)及胆甾醇(即胆固醇,含于牛黄、蟾酥等)都属本类成分。

(七)木脂素

多存在于植物的木部和树脂中,因此而得名。多数为游离状态,也有一些结合成苷。五味子、细辛、红花、连翘、牛蒡子含此成分。

(八)萜类

萜类为具有$(C_5H_8)n$通式的化合物以及其含氧与饱和程度不等的衍生物。中草药的一些挥发油、树脂、苦味素、色素等成分,大多属于萜类或含有萜类成分。

(九)挥发油(精油)

挥发油是一类混合物,其中常含数种乃至十数种化合物,主要成分是萜类及其含氧衍生物,具有挥发性,大多是无色或微黄色透明液体,具有特殊香味,多比水轻,在水中稍溶或不溶,能溶于醇、醚等。其主要用于调味、祛风、防腐、镇痛、通经、祛痰、镇咳、平喘等。含挥发油的中药很多,如:陈皮、丁香、薄荷、茴香、八角茴香、桂皮、豆蔻、姜、桉叶、细辛、白芷、当归、川芎、芸香草等。

(十)树脂

树脂均为混合物,主要组成成分是二萜和三萜类衍生物,有的还包括木脂素类。多由挥发油经化学变化后生成,不溶于水,能溶于醇及醚。如松香就是一种树脂。树脂溶解于挥发油,即为"油树脂"。油树脂内如含有芳香酸(如苯甲酸、桂皮酸等),则称为"香胶"或"树香",也称作"香树脂"。

(十一)树胶

树胶是由树干渗出的一种固胶体,为糖类的衍生物。能溶于水,但不溶于醇,例如阿拉伯胶、西黄芪胶等。

(十二)鞣质

从音译又名"单宁"。中药中含此成分较多的是五倍子、茶、大黄、石榴皮,其他树皮、叶、果实也常含有。鞣质多具收敛涩味,与三氯化铁作用呈黑色,与蛋白质、胶质、生物碱等发生沉淀反应,氧化后变为赤色或褐色。常见的五倍子鞣质亦称鞣酸,用酸水解时,分解出糖与五倍子酸,因此也可看作是苷。临床上用于止血和解毒。

(十三)有机酸

本成分广泛存在于植物中,未熟的果实内尤多,往往和钙、钾等结合成盐,常见的有枸橼酸、苹果酸、蚁酸、乳酸、琥珀酸、酒石酸、草酸、罂粟酸等。

第二节　药物相互作用

药物相互作用是指同时或相隔一定时间内使用两种或两种以上药物,一种药物的作用受另一种药物所影响。由于它们之间或它们与机体之间的作用,改变了一种药物原有的理化性质、体内过程(药代动力学)和组织对药物的敏感性,从而改变了药物药理效应和毒性效应。

药物相互作用有发生在体内的药动学、药效学方面的相互作用,亦有发生在体外的相互作用。后者指注射剂之间或向静脉输液瓶加入药物，相互配伍引起的理化反应而使药效降低，甚至使药物毒性增加，亦即药物配伍禁忌。在此重点阐述体内药物的相互作用。

一、药动学相互作用

（一）药物吸收相互作用

药物口服后经胃肠道吸收，在胃肠道内发生的相互作用多是减少吸收、影响吸收速度和生物利用度。须将吸收速度减慢和吸收总量改变加以明确区分。对长期、多剂量给药的药物（如口服抗凝药）如吸收总量无明显改变，吸收速度的改变一般并不重要。而单剂量给药的药物希望能很快吸收，迅速达到高浓度，发挥其药效（如催眠或镇痛药），若吸收速度减慢，可能达不到所需浓度。

胃肠道各部位 pH 的改变，可影响药物的解离度和吸收率。如应用抗酸药后，提高了胃肠道的 pH，此时同服弱酸性药物，由于弱酸性药物在碱性环境中解离部分增多，而药物透过胃肠道上皮的被动扩散能力取决于它们的非离子化脂溶形式的程度，故吸收减少，考虑到其他作用，如螯合、吸附、胃肠蠕动改变等，最终结果常难以确定；有些药物同服时可互相结合而妨碍吸收，如抗酸药中的 Ca^{2+}、Mg^{2+}、和 Al^{3+} 可与四环素类形成难吸收的络合物，铁制剂与四环素类同服亦能产生同样的反应；改变胃排空或肠蠕动速度的药物能影响其他口服药物的吸收，如阿托品、丙胺太林可延缓胃的排空，从而使口服的其他药物吸收也减慢；食物对药物的吸收亦有影响，饭后服药可使许多药物吸收减少，如铁剂等；有些药物与食物同服可改善吸收如呋喃妥因等；此外，一些胃肠疾病也可影响药物吸收，且无法预测，新霉素引起营养吸收障碍综合征，影响地高辛、青霉素等吸收；胃酸缺乏可增加阿司匹林的吸收，减少四环素等的吸收；胃切除术后增加头孢氨苄、左旋多巴等的吸收，减少乙胺丁醇、奎尼丁等的吸收；腹泻可扰乱许多药物（尤其是缓释制剂）的吸收，亦可使避孕药吸收减少，导致避孕失败。

（二）药物置换相互作用

药物吸收后进入血循环，大部分药物以不同程度与血浆蛋白特别是白蛋白进行暂时性的可逆结合，只有非结合的、游离的药物分子才具有药理活性。每一蛋白分子与药物的结合量有限，因此，当药物合用时，可在蛋白结合部位发生竞争性相互置换现象，结果与蛋白结合部位亲和力较高的药物可将另一种亲和力较低的药物从蛋白结合部位上置换出来，使后一种药物游离型增多，药理活性增强。如保泰松、阿司匹林、氯贝丁酯、苯妥英钠等都是强力置换剂，与双香豆素合用时可将其从蛋白结合部位上置换出来,使其在血浆中游离型药浓度增加,有可能引起出血。

酸性药物与血浆蛋白的结合较碱性药物的结合要强得多,一般认为碱性药物与血浆蛋白的置换现象没有重要的临床意义。

(三)药物代谢相互作用

肝微粒体酶是催化许多药物代谢的重要酶系,该酶系的活性直接影响许多药物的代谢。有些药物反复服用,可诱导肝微粒体酶活性增加(酶促作用),从而使许多其他药物或诱导剂本身的代谢加速,导致药效减弱。如苯巴比妥反复应用可导致双香豆素、皮质激素、口服避孕药等作用减弱或消失。有些药物反复服用可抑制肝微粒体酶的活性(酶抑作用),从而使许多药物代谢减慢,导致药效增强,可能引起中毒,如异烟肼、氯霉素、香豆素类等均能抑制苯妥英钠的代谢,合并应用时,如不适当减小苯妥英钠的剂量,即可引起中毒。

(四)排泄过程的药物相互作用

大多数药物在尿及胆汁排出,干扰肾小管液 pH、主动转运系统及肾血流的药物可影响其他药物的排泄。

有些药物服用后,对尿液的 pH 影响比较明显,故合并用药时应考虑到药物引起的尿液 pH 改变能影响某些药物的尿液排泄量,从而可使药效降低或增强。在服药过量的情况下,有意改变尿液 pH,可增加药物(如苯巴比妥和水杨酸)的排出。

作用于肾小管同一主动转运系统的药物可相互竞争,改变肾小管主动分泌,如丙磺舒和青霉素及其他药物竞争,减少它们的排出,使留在体内的药物增加,丙磺舒后来也因肾小管被动吸收增加,排出减少。双香豆素与醋磺己脲相互作用,使后者在体内发生蓄积作用,导致低血糖。

一些药物从胆汁排泄,或以原形或以结合形式使之成为水溶性,有的结合物被胃肠道菌丛代谢为母体化合物,再被吸收,这种再循环过程延长了药物在体内的存留时间。如果肠道菌丛被抗生素类杀死,该药就不再循环。如口服避孕药与四环素或青霉素同时应用可导致避孕失败。

二、药效学相互作用

主要是指一种药物改变了另一种药物的药理效应。药动学相互作用影响机体对药物处置过程,即影响 ADME,而药效学相互作用则影响药物对机体的作用,影响药物与受体作用的各种因素。

（一）相加作用

是指等效剂量的两种药物合用的效应等于应用各药双倍剂量的效应。合用的两药作用于同一受体或部位，并对这个部位或受体作用的内在活性相等时，发生相互作用。凡能发生相加作用的两药合用时，各药剂量应减半，否则可能引起药物中毒。如氨基糖苷类抗生素与硫酸镁合用时，由于这类抗生素可抑制神经肌肉接点的传递作用，故可加强硫酸镁引起的呼吸麻痹。

（二）敏感化现象

一种药物可使组织或受体对另一种药物的敏感性增强，即为敏感化现象，如排钾利尿药可使血钾减少，从而使心脏对强心苷敏感化，容易发生心律失常。

应用利血平或胍乙啶后能导致肾上腺素受体发生类似去神经性超敏感现象，从而使具有直接作用的拟肾上腺素药，如去甲肾上腺素或肾上腺素的升压作用增强。

（三）协同作用

两种药物分别作用于不同的作用部位或受体，而诱发出相同的效应，使两药合用时引起的效应大于各药单用的效应的总和，称为协同作用。如单胺氧化酶抑制剂与氯丙嗪类合用，不仅可增强安定作用，还能增强降压效应。

（四）拮抗作用

两种或两种以上的药物合用后引起的药效降低称为拮抗作用。

竞争性拮抗作用：两种药物在共同的作用部位或受体上拮抗。如甲苯磺丁脲的降糖作用是促进胰岛 β 细胞释放胰岛素的结果，这一作用可被氢氯噻嗪类药物拮抗。

非竞争性拮抗作用：两种药物不作用于同一受体或部位，这种拮抗现象不被作用物的剂量加大所逆转。

第三节　药品不良反应与药源性疾病

一、药品不良反应

药品不良反应(adverse drug reactions，ADRs)广义地讲，是指人类使用药物时所发生的任何不良情况,其中包括正规医疗用药、有意识或无意识的超剂量服药、药物滥用或停药后所致的各种不良反应。

在 ADRs 监察报告工作中,世界卫生组织(WHO)将其定义为:质量检验合格的药品在正常用法用量情况下出现的与治疗目的无关的有害反应。包括不良反应、毒性反应、变态反应和继发反应,药物的致畸、致癌、致突变、药物依赖性、菌群失调等均属 ADRs 范畴。

(一)不良反应

不良反应是指药物在治疗剂量下发生的与治疗无关而对机体无明显危害的作用,这种作用根据治疗的需要在一定情况下可以转化为治疗作用。

(二)毒性反应

毒性反应是指药物引起机体的生理、生化功能或组织结构发生病理改变。其原因多属用药剂量过大、疗程过长或个体对某药物敏感性过高。根据中毒症状发生的快慢及接触药物的过程分为急性中毒、亚急性中毒和慢性中毒三种。急性毒性指一次或突然使用中毒剂量立即发生危及生命机能的严重反应,如洋地黄过量引起心搏骤停、循环衰竭、死亡;亚急性毒性是指反复给予非中毒剂量,于数小时或数天累积而产生的毒性反应,如氨基糖苷类抗生素引起的听神经损害;慢性毒性又称长期毒性指长期反复用药或接触药物,长期蓄积后逐渐发生的毒性反应如生产有机磷农药的工人,常伴有胆碱酯酶活性降低而引起的胆碱能神经兴奋增高的症状。

(三)变态反应

变态反应是指抗原(药物或其他致敏原)与抗体结合形成的一种对机体有损害的免疫反应。其特点是与用药剂量关系不大,而与药物种类及患者体质(过敏体质)有关。

(四)致癌

系化学物质诱发恶性肿瘤的作用。据报道,人类恶性肿瘤 $80\% \sim 85\%$ 是化学物质所致,药物也有致癌的可能性。

(五)致畸

致畸是指药物影响胚胎发育形成畸胎的作用。

(六)致突变

致突变指引起遗传物质的损伤性变化,可能是致畸致癌作用的原因。

(七)耐受性和成瘾性

耐受性是指某些药物的敏感性特别低,在常用量下不出现生理反应,有的甚至到中毒量才出现作用,产生耐受性的原因有先天和后天两种,先天受遗传控制,后天则由于反复用药而获得;成瘾性是指有些药物患者长期应用可产生依赖性,停药后不但原有的病症加重,还出现一些与之无关的新体征,称戒断症状。

(八)反跳现象

患者长期使用某些药物,并已对其产生适用性改变,一旦骤然停药,可造成反跳反应。如麻醉性镇痛药的骤停可出现一系列症状,称之为戒断症状;巴比妥类药物骤停可产生烦躁不安、精神恍惚;苯二氮䓬类药物也有此现象;某些抗高血压药物骤停,可引起反跳性血压升高;β肾上腺受体阻滞药也可引起心肌缺血的反跳效应;皮质激素长期使用,干扰了下丘脑、垂体、肾上腺的正常反馈系统,突然停药则发生急性肾上腺皮质功能不足综合征。为防止反跳现象发生,长期用药停药时应逐渐减次减量,而不应突然停药。

(九)特异质反应

与变态反应不同,是先天就存在的一种遗传性生理、生化缺陷,而对药物产生特异性反应。如缺乏葡萄糖-6-磷酸脱氢酶(G-6-PD)的人,对伯氨喹、磺胺类、呋喃类、苯胺类药物敏感,甚至对某些食物(如蚕豆)敏感可导致急性溶血反应。

(十)首剂效应

首剂效应是一种机体对药物的不适应反应,常发生于首次给药时。

(十一)后遗反应

后遗反应指药物停止进入人体后,遗留下来的功能性或器质性变化,如服用巴比妥类药物次晨的宿醉现象,氨基糖苷类抗生素引起的耳毒性等。

二、药品不良反应分类

药品不良反应基本上可分为两大类:

(一)A型反应

其是由药物的药理作用增强所引起,其特点是可预测,与剂量有关,发生率高,但病死率低。

(二)B型反应

其是与药物正常药理作用完全无关的异常反应,其特点是难预测,与剂量无关,常规药理毒理学筛选不能发现,发生率低,但病死率高。主要由药物的异常性及患者的异常性所引起。如药源性过敏性休克等。

三、药品不良反应的影响因素

(一)药物因素

1.化学成分和化学结构

药物所含的有效成分是药品不良反应基础,有时化学结构上轻微的改变可使 ADRs 发生明显的变化,例如酮洛芬和氟比洛芬在化学结构上只相差一个氟离子和一个酮基,前者的 ADRs 发生率为 16.2%,后者可达 52.5%。

2.理化性质

口服药物的脂溶性越强,越容易在消化道吸收,容易出现不良反应,如氯喹对黑色素的亲和力大,容易在黑色素的眼组织里蓄积,引起视网膜变性。

3.剂量

主要表现在 A 型反应,如阿司匹林在少数人中引起耳聋,在剂量为 600～899 mg 时,发生率为 0.1%,当剂量为 900～1 199 mg 时,发生率可达 4.5%;螺内酯致男性乳房增生,剂量为 100 mg 时发生率为 0,而 200 mg 时为 17%,300 mg 时则高达 27%。

4.给药途径和方法

氯霉素口服给药时,再生障碍性贫血的发生率高,胃肠道以外途径给药时少;抗生素类药注射给药时变态反应的发生率大于口服给药。

5.杂质

药物在生产、保管、运输过程中可能混进的杂质和药物本身的氧化、还原、分解、聚合等情况产生的杂质,也能影响 ADRs 的发生。如青霉素生产发酵过程中产生的青霉噻唑酸、青霉烯酸等在人体内可引起变态反应。

(二)机体(患者)因素

1.不同种族、民族的人有不同的遗传特点

慢乙酰化者在日本人、爱斯基摩人中很少,欧美人口占 50%～60%,中国人为 26.5%,吡嗪酰胺的肝脏损害发生率在非洲为 3.6%,在香港为 27.3%。

2.性别

一般情况下女性 ADRs 发生率较男性高,调查 1 160 人其 ADRs 发生率男性为 7.3%(50/682),女性为 14.2%(68/478)。如氯霉素引起的再生障碍性贫血,男女比例为 1∶3。但也有相反的,不能一概而论。

3.年龄

一般儿童和老人 ADRs 发生率较高,如青霉素在体内的半衰期,青壮年约 0～0.55 小时,老年人可达 1 小时,代谢转化慢易出现 ADRs。调查 1 160 人,ADRs 发生率 60 岁以下 6.3％(42/667),60 岁以上 15.4％(76/493)。

4.血型

有报道口服避孕药在少数人可引起静脉血栓,血型为 A 型的多发于 O 型。

5.食物、营养状态

食物中脂肪多,脂溶性药物吸收的多,吸收速度快,容易引起 ADRs。食物中缺乏维生素 B_6 的患者,服用异烟肼后发生神经系统损伤的多。体内脂肪多的人,脂溶性药物容易在脂肪中储存和再释放,使半衰期延长。

6.机体的生理病理状态

原有肝功能损伤者,服用要经肝脏代谢转化的药物时易出现 ADRs。原有肾功能损伤者,服用氨基糖苷类抗生素容易出现肾毒性。有心功能障碍者服用左旋多巴容易引起室性心律不齐。

7.个体差异

同是健康人每天口服同样药物后,血药浓度也可以有很大差别,药效也不尽相同,例如,多数人服用苯巴比妥以后出现镇静作用,少数人则表现出兴奋作用。

(三)环境因素

生产生活环境中存在着诸多影响人体生理功能的化学、物理因素。这些因素或直接损害人体,或通过影响药物在体内的吸收、代谢和排泄,或通过影响药物代谢酶系统,或通过与药物发生不良相互作用而损害人体功能。如人体内胆碱酯酶可以被有机磷抑制;苯可抑制骨髓造血功能;铅能引起神经衰弱、溶血性贫血和末梢神经炎;苯巴比妥可引起粒细胞减少症、再生障碍性贫血和白血病;汞也可引起震颤、牙龈炎、牙齿脱落等症状;三硝基甲苯可引起肝损害和白内障等。

四、因果关系分析评价

(一)主要考虑因素

A.开始用药时间与 ADRs 出现时间有否合理的先后关系;B.是否符合已知的 ADRs 类型;C.有无其他解释,如并用药,患者临床状态或其他疗效的影响;D.减量或停药症状是否减轻或消失;E.再激发试验,如果再激发试验结果阳性,即投以某种药物时,能再度激发与先前曾发生过的不良反应相同的事件,则强烈提示该不良反应由再激发所投用的药物所致。

(二)分级标准

各国采用标准不同,我国在 ADRs 监察报告试点期间把因果关系分为不可能、可疑、可能、很可能、肯定共 5 级。该分级标准也是相对的。根据上述 5 个因素(原则)进行判断,见表 1-1。

表 1-1　因果关系分级标准

	A	B	C	D	E
肯定	+	+	−	+	+
很可能	+	+	−	+	?
可能	+	+	±	±	?
可疑	+	−	±	±	?
不可能	−	−	+	−	−

说明:+表示肯定,−表示否定,±表示难以肯定或否定,? 表示情况不明

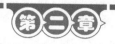

神经科临床用药

第一节 拟胆碱药

拟胆碱药可激动胆碱受体,产生与乙酰胆碱类似的作用。按药物作用机制分为直接拟胆碱药和间接拟胆碱药两大类,直接激动胆碱受体,称胆碱受体激动药;抑制胆碱酯酶活性,间接升高受体部位乙酰胆碱的浓度,提高内源性乙酰胆碱的生物效应,称胆碱酯酶抑制药(或称抗胆碱酯酶药)。若按药物对胆碱受体作用的选择性,分为 M、N 胆碱受体激动药,M 胆碱受体激动药和 N 胆碱受体激动药。

一、M 胆碱受体激动药

M 胆碱受体激动药可分为两类,即胆碱酯类和天然的拟胆碱生物碱。胆碱酯类主要包括乙酰胆碱、卡巴胆碱、醋甲胆碱和贝胆碱。天然的拟胆碱生物碱有毛果芸香碱、槟榔碱和毒草碱。

(一)乙酰胆碱(ACh)

乙酰胆碱为胆碱能神经递质,性质不稳定,极易被体内乙酰胆碱酯酶(AChE)水解破坏,其能特异性作用于各类胆碱受体,选择性差,故无临床实用价值;但其为内源性神经递质,分布较广,具有非常重要的生理功能,因而必须熟悉该递质的作用。其作用如下所述。

1.M 样作用

激动 M 胆碱受体,表现出兴奋胆碱能神经全部节后纤维所产生的作用,如心脏抑制、腺体分泌增加、血管扩张、瞳孔缩小。

(1)扩张血管,降低血压。

(2)抑制心脏,减慢心肌收缩力和心率。

(3)兴奋内脏平滑肌使其收缩。兴奋胃肠道、泌尿道平滑肌并可促进胃、肠分泌,导致恶心、嗳气、呕吐、腹痛及排便、排尿等症状。

(4)腺体分泌增加,如出汗、流涎。

(5)使瞳孔括约肌和睫状肌收缩,致瞳孔缩小,调节痉挛。

2.N 样作用

(1)激动 N_N 受体(N_1 受体)相当于兴奋神经节,使节后神经兴奋。表现为交感神经和副交感神经同时兴奋所产生的作用,同时兴奋肾上腺素髓质分泌肾上腺素。总体表现为胃肠道、膀胱等处的平滑肌收缩加强,腺体分泌增加,心肌收缩力加强和小血管收缩,血压上升。

(2)激动 N_M 受体(N_2 受体):本品激动运动终板的 N_M 受体,使骨骼肌收缩。

(二)毛果芸香碱

毛果芸香碱属 M 胆碱受体激动药,是从毛果芸香属植物中提取出的生物碱。本品选择性地激动 M 胆碱受体,产生 M 样作用。对眼和腺体的作用强,而对心血管的作用小。其作用和临床应用如下所述。

1.眼

滴眼后可引起缩瞳、降低眼内压和调节痉挛等作用(图 2-1)。

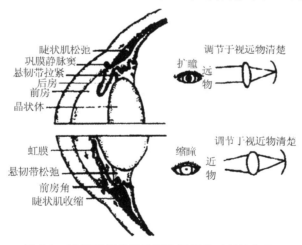

图 2-1 M 胆碱受体激动药和阻滞药对眼的作用

箭头表示房水流通及睫状肌收缩或松弛方向。上:胆碱
受体阻滞药对眼的作用;下:胆碱受体激动药对眼的作用

(1)缩瞳:激动虹膜瞳孔括约肌的 M 胆碱受体,使虹膜瞳孔括约肌收缩,瞳孔缩小。局部用药后作用可持续数小时至 1 天。

(2)降低眼内压:通过缩瞳作用可使虹膜向中心拉动,虹膜根部变薄,从而使处于虹膜周围的前房角间隙扩大,房水易于经滤帘进入巩膜静脉窦,使眼内压下降。

(3)调节痉挛:毛果芸香碱激动动眼神经支配的 M 受体。使睫状肌向瞳孔中心方向收缩,导致牵拉晶状体悬韧带松弛,晶状体由于本身弹性变凸,屈光度增加,此时远距离物体不能清晰地成像于视网膜上,故视远物模糊,视近物清楚。这一作用称为调节痉挛。

2.腺体

毛果芸香碱激动腺体的 M 受体,皮下注射 10～15 mg 可使汗腺、唾液腺分泌明显增加。

3.临床应用

全身用于抗胆碱药如阿托品中毒的抢救,局部用于治疗青光眼。

(1)治疗青光眼:青光眼有闭角型及开角型两种,毛果芸香碱均适用。低浓度的毛果芸香碱(2%以下)可滴眼用于治疗闭角型青光眼(充血性青光眼);本品对开角型青光眼(单纯性青光眼)的早期也有一定疗效,但机制未明,常用 1%～2%溶液滴眼。

(2)治疗巩膜炎:与散瞳药阿托品交替使用,使瞳孔扩张收缩交替出现,从而防止虹膜睫状体发炎时虹膜与晶状体黏连。

4.不良反应

本品滴眼药液浓度过高(2%以上)或过量吸收后出现 M 胆碱受体过度兴奋症状,可用阿托品拮抗。

5.用药注意及禁忌证

(1)滴眼时应压迫内眦,避免药液流入鼻腔后吸收中毒。

(2)禁用于急性虹膜炎。

(三)卡巴胆碱

卡巴胆碱对 M、N 胆碱受体的作用与乙酰胆碱相似,但其不易被胆碱酯酶水解,作用时间较长。本品对膀胱和肠道作用明显,故可用于术后腹胀气和尿潴留,仅用于皮下注射,禁止静脉注射给药。该药不良反应较多,且阿托品对它的解毒效果差,故目前主要用于局部滴眼治疗青光眼。

二、抗胆碱酯酶药

胆碱酯酶是一种水解乙酰胆碱的特殊酶,主要存在于胆碱能神经元、神经肌肉接头以及其他某些组织中,此酶对于生理浓度的乙酰胆碱作用最强,特异性也较高。抗胆碱酯酶药与胆碱酯酶的亲和力比乙酰胆碱大得多,分为易逆性抗胆碱酯酶药和难逆性抗胆碱酯酶药。

(一)易逆性抗胆碱酯酶药

1.新斯的明

(1)抑制胆碱酯酶,产生 M 和 N 样作用:新斯的明可与乙酰胆碱竞争与胆碱酯酶的结合,抑制胆碱酯酶的活性,使胆碱能神经末梢释放的乙酰胆碱破坏减少,突触间隙中的乙酰胆碱积聚,表现出 M 样和 N 样作用。

(2)直接激动 N_M 受体(N_2 受体):新斯的明除了抑制胆碱酯酶的作用外,还能直接与骨骼肌运动终板上 N_M 受体结合,促进运动神经末梢释放乙酰胆碱,加强骨骼肌收缩作用。故对骨骼肌作用最强,对胃肠道和膀胱等平滑肌作用较强,对心血管、腺体、眼和支气管平滑肌作用较弱。

(3)治疗重症肌无力:本病为神经肌肉接头传递障碍所致慢性疾病,这是一种自身免疫性疾病,主要症状是骨骼肌呈进行性收缩无力,临床表现为受累骨骼肌极易疲劳。新斯的明为治疗重症肌无力常规使用药物,用来控制疾病症状。

(4)治疗术后腹气胀及尿潴留:新斯的明能加快肠蠕动及增加膀胱张力,从而促进排气排尿。

(5)用于阵发性室上性心动过速:新斯的明 M 样作用使心率减慢。

(6)用于非去极化型肌松药的解毒:如用于筒箭毒碱中毒的解救。

(7)不良反应较少,过量可产生恶心、呕吐、腹痛、出汗,心动过缓、肌肉震颤和无力。

(8)治疗重症肌无力时,可口眼给药,也可皮下或肌内注射给药。静脉注射给药时有一定危险性,特别要防止剂量过大引起兴奋过度而转入抑制,致使肌无力症状加重。

(9)使用前应先测心率,如心动过缓先用阿托品使心率增至 80 次/分后再用本品。

(10)解救筒箭毒碱中毒时应先给患者吸氧,并备好阿托品。

(11)禁用于支气管哮喘、机械性肠梗阻、泌尿道梗阻及心绞痛等患者。

2.毒扁豆碱

毒扁豆碱是从西非毒扁豆的种子中提取的一种生物碱,现已人工合成。

(1)毒扁豆碱作用与新斯的明相似,但无直接兴奋作用:眼内局部应用时,其作用类似于毛果芸香碱,但奏效快、作用强而持久,表现为瞳孔缩小,眼内压下降,可维持 1～2 天。吸收后外周作用与新斯的明相似,表现为 M、N 胆碱受体激动作用;进入中枢后亦可抑制中枢 AChE 活性而产生作用,表现为小剂量兴奋、大剂量抑制。

(2)局部用于治疗青光眼,常用 0.05％溶液滴眼。

(3)本品滴眼后可致睫状肌收缩而引起调节痉挛,出现头痛。大剂量中毒时可致呼吸麻痹。

(4)与毛果芸香碱相比,毒扁豆碱刺激性较强,长期给药时,患者不易耐受。临床应用时,可先用本品滴眼数次,后改用毛果芸香碱维持疗效。滴眼时应压迫内眦,以免药液流入鼻腔后吸收中毒。

3.吡斯的明

吡斯的明的作用与新斯的明类似,口服吸收较差,故临床应用时剂量较大,起效缓慢,作用时间较长。主要用于治疗重症肌无力,疗程通常少于 8 周,亦可用于治疗麻痹性肠梗阻和术后尿潴留。不良反应与新斯的明相似,但 M 胆碱受体效应较弱。

4.加兰他敏

加兰他敏是一种从石蒜科植物中提取的生物碱,其作用类似新斯的明,用于治疗重症肌无力和脊髓灰质炎后遗症,也可用于治疗竞争性神经肌肉阻滞药过量中毒。

5.安贝氯铵

安贝氯铵作用类似新斯的明,但较持久,主要用于重症肌无力的治疗,尤其适用于不能耐受新斯的明或吡斯的明的患者。

(二)难逆性抗胆碱酯酶药

1.有机磷酸酯类

有机磷酸酯类能与胆碱酯酶牢固结合,且结合后不易水解,因此酶的活性难以恢复,致使体内乙酰胆碱持久积聚而引起中毒。有机磷酸酯类对人畜均有毒性,主要用作农作物及环境杀虫,常见的有敌百虫、马拉硫磷、乐果、敌敌畏等。有些剧毒物质,如沙林、塔崩及梭曼还被用作化学战争的神经毒气,在应用时,如管理不妥或防护不严均可造成人畜中毒。因此必须掌握他的中毒表现及防治解救方法。

2.烟碱

烟碱是 N 胆碱受体激动药的代表。由烟草中提取,可兴奋自主神经节和神经肌肉接头的N 胆碱受体。其对神经节的 N 受体作用呈双相性,小剂量激动 N

受体,大剂量却阻断 N 受体。烟碱对神经肌肉接头 N 受体作用与其对神经节 N 受体作用类似,由于烟碱作用广泛、复杂,无临床实用价值。

第二节 抗胆碱药

一、M 受体阻滞药

常用的药物有阿托品、东莨菪碱、山莨菪碱、后阿托品、丙胺太林和哌仑西品等,以阿托品为例进行介绍。

(一)药物作用

能选择性阻断 M 受体,对抗乙酰胆碱或拟胆碱药的 M 样作用。

(二)临床用途

1.解除平滑肌痉挛

对过度兴奋的胃肠平滑肌松弛作用明显,用于缓解胃肠绞痛及膀胱刺激症状。

2.抑制腺体分泌

对汗腺、唾液腺作用最明显,用于全麻前给药、严重盗汗和流涎症。

3.眼科用药

散瞳、升眼压、导致远视(调节麻痹)。临床可用于虹膜睫状体炎、虹膜晶状体黏连(与缩瞳药交替使用)和小儿验光。

4.兴奋心脏

较大剂量时使心率加快和房室传导加快,常用于治疗窦性心动过缓和房室传导阻滞。

5.扩血管

大剂量时能解除小血管痉挛,用于治疗感染中毒性休克。

6.对抗 M 样作用

用于解救有机磷中毒。有机磷中毒的患者对阿托品的敏感性远比正常人低,其用量不受药典规定的极量限制,使用总量随中毒程度不同可相差很大。要及早、足量、反复注射阿托品,直至达到"阿托品化"。"阿托品化"的主要指征:瞳孔扩大不再缩小,口干及皮肤干燥、颜面潮红,肺部湿啰音消失,轻度躁动不安及心率加快等。对以上指征需全面观察,综合分析,灵活判断。

(三)不良反应

1.外周反应

常见口干,皮肤干燥,潮红,视近物模糊,瞳孔扩大,心率加快,体温升高等外周症状。

2.中毒反应

阿托品过量中毒除外周症状加重外,还可出现中枢兴奋症状,如烦躁、谵妄、幻觉甚至惊厥等。严重中毒时由兴奋转入抑制而出现昏迷、呼吸麻痹。

(四)禁忌证

青光眼、前列腺肥大、高热患者禁用。

二、胆碱酯酶复活药

以氯解磷定(BAM-CI)氯解磷定又名氯磷定、氯化派姆为例进行介绍。

(一)药物作用

1.使胆碱酯酶复活

与磷酰化胆碱酯酶中的有机磷结合,使胆碱酯酶与有机磷解离,恢复胆碱酯酶的活性。

2.与游离的有机磷结合

防止中毒进一步加深。

(二)临床用途

用于解救有机磷中毒。对有机磷的解毒作用有一定选择性。对内吸磷、对硫磷中毒疗效较好;对敌敌畏、敌百虫中毒效果较差;对乐果中毒则无效。对轻度有机磷中毒,可单独应用氯解磷定或阿托品以控制症状;中度、重度中毒时则必须合并应用阿托品。

三、用药监护

(一)用药监测

(1)阿托品治疗量时应观察心率变化,心率每分钟高于 100 次,体温高于 38 ℃及眼内压高的患者不宜用阿托品。

(2)用药期间注意监测阿托品化指征的出现。

（3）大剂量应用阿托品时应严密观察外周和中枢中毒症状的出现。如出现呼吸加快，瞳孔扩大，中枢兴奋症状及猩红热样皮疹时，多为阿托品中毒，应及时报告医师，及时处理。外周症状可用拟胆碱药毛果芸香碱或新斯的明对抗治疗。有机磷中毒使用阿托品过量时不能用新斯的明。中枢兴奋症状可用镇静药苯巴比妥或地西泮对抗治疗。

（4）应用解磷定期间应观察患者的体液平衡情况，如有脱水，需补充体液。

（二）用药护理

（1）应用阿托品常见外周轻症在停药后可逐渐消失，不需特殊处理。但在用药前应向患者或家属说明药物可能引起的不良反应，并介绍一些简便的防治措施，如口干可少量多次饮水，解除口腔黏膜干燥感。

（2）阿托品滴眼时应压迫内眦，防止药液经鼻腔黏膜吸收产生不良反应。

（3）应用阿托品等抗胆碱药前应劝患者排尿排便，用药后多饮水及多食含纤维食物，减少尿潴留及便秘的发生。

（4）有机磷农药中毒时应及早使用胆碱受体阻滞药，防止胆碱酯酶老化。

（5）胆碱酯酶复活药（氯解磷定）在体内迅速被分解，维持时间短（仅 1.5～2 小时），应根据病情需要反复给药，彻底解毒。

（6）阿托品中毒除按一般中毒处理外，必须及时用 4% 鞣酸溶液清除体内过量药物，并用毛果芸香碱 0.25～0.5 mL 皮下注射，每 10～15 分钟 1 次，至中毒症状消失。

（7）一旦怀疑有机磷酸酯类中毒，应立即除去被污染的衣物，用清水或肥皂水彻底清洗皮肤，减少农药经皮肤黏膜吸收；若为口服中毒，应马上用 2% $NaHCO_3$ 或 1% 盐水反复洗胃，再用硫酸镁导泻。敌百虫口服中毒不能用碱性溶液洗胃，对硫磷中毒忌用高锰酸钾洗胃。

（8）有机磷酯酯类中毒抢救时，一定要保持患者呼吸道的通畅，防止肺水肿、脑水肿、呼吸衰竭，积极预防感染。

第三节　拟肾上腺素药

拟肾上腺素药是一类能直接或间接激动肾上腺素受体，产生与交感神经兴奋相似效应的药物。按其对不同受体的选择性,可分为 α、β 受体激动药,α 受体激动药,β 受体激动药三大类。本章重点介绍的药物就包括 α、β 受体激动药肾上腺素,α 受体激动药去甲肾上腺素以及 β 受体激动药异丙肾上腺素。

一、α、β 受体激动药

(一)肾上腺素

肾上腺素(Adrenaline,AD,副肾素)是肾上腺髓质分泌的主要激素,药用制剂从家畜肾上腺提取或人工合成。本类药物化学性质不稳定,遇光易失效;在中性尤其碱性溶液中,易氧化变色而失活。

1.体内过程

口服后可被碱性肠液破坏,故口服无效。皮下注射可使局部血管收缩,吸收较慢,作用持续约 1 小时;肌内注射吸收较皮下注射快,作用持续 20 分钟;静脉注射立即生效。

2.药理作用

肾上腺素通过激动 α 和 β 受体,产生 α 和 β 样效应。

(1)兴奋心脏:通过激动心脏的 $β_1$ 受体使心肌收缩力增强、心率加快、传导加速、心排血量增加。还能扩张冠脉血管,改善心肌的血液供应。但在加强心肌收缩力的同时,增加心肌耗氧量,如剂量过大或静脉注射速度过快,可引起心脏异位起搏点兴奋,导致心律失常,甚至室颤。

(2)舒缩血管:对血管的作用因血管平滑肌上分布的受体类型和密度不同,药理作用不同。激动 α 受体可使皮肤、黏膜及内脏血管收缩;激动 $β_2$ 受体使骨骼肌血管及冠脉血管扩张。

(3)影响血压:治疗量(0.5~1 mg)的肾上腺素激动 $β_1$ 受体,使心脏兴奋,心排血量增加,收缩压升高,由于 $β_2$ 受体对低浓度肾上腺素较敏感,骨骼肌血管的扩张作用抵消或超过了皮肤黏膜血管的收缩作用,故舒张压不变或略有下降,脉压增大。较大剂量的肾上腺素,除强烈兴奋心脏外,还因对仅受体的激动作用加强,使血管收缩作用超过了血管扩张作用,导致收缩压、舒张压均升高,如应用 α 受体阻滞药(如酚妥拉明等)抵消了肾上腺素激动 α 受体而收缩血管的作用,则肾上腺素激动 $β_2$ 受体而扩张血管的作用会得以充分表现,这时用原剂量的肾上腺素可引起单纯的血压下降,此现象称为肾上腺素升压效应的翻转。故 α 受体阻滞药引起的低血压不能用肾上腺素治疗,以免血压更加降低。

(4)扩张支气管:激动支气管平滑肌上的 $β_2$ 受体,使支气管平滑肌松弛;还可抑制肥大细胞释放过敏递质(如组胺、白三烯等);肾上腺素还可兴奋 α_1 受体,使支气管黏膜血管收缩,毛细血管通透性降低,有利于减轻或消除黏膜水肿。以上作用均有利于缓解支气管哮喘。

(5)促进代谢:激动 β_2 受体,可促进糖原和脂肪分解,使血糖和血中游离脂肪酸均升高。

3.临床应用

(1)心搏骤停:用于溺水、传染病、房室传导阻滞、药物中毒、麻醉及手术意外等引起的心搏骤停。在配合心脏按压、人工呼吸、纠正酸中毒等其他措施的同时,可用 0.5～1 mg 的肾上腺素心内注射,以恢复窦性心律。对电击所致的心搏骤停,可用肾上腺素配合心脏除颤器或利多卡因抢救。

(2)过敏性休克:AD 是治疗过敏性休克的首选药物,其兴奋心脏、收缩血管、舒张支气管、抑制组胺释放等作用,可迅速缓解过敏性休克所致的心跳微弱、血压下降、喉头水肿和支气管黏膜水肿及支气管平滑肌痉挛引起的呼吸困难等症状。

(3)急性支气管哮喘:AD 可舒张支气管平滑肌,消除支气管黏膜充血水肿,抑制过敏物质释放,从而控制支气管哮喘的急性发作。起效快,但持续时间短。

(4)局部应用。①与局部麻醉药配伍:在局麻药中加入适量 AD(1:250 000),可使局部血管收缩,延缓局麻药的吸收,减少吸收中毒并延长局麻作用时间。但在肢体远端部位,如手指、足趾、耳部、阴茎等处手术时,局麻药中不加 AD,以免引起局部组织坏死。②局部止血:对鼻黏膜或牙龈出血,可用浸有 0.1% 的肾上腺素纱布或棉球填塞出血部位,通过收缩局部血管起止血作用。

4.不良反应

常见的不良反应为心悸、头痛、烦躁和血压升高等,血压剧升有发生脑出血的危险;亦可引起心律失常,甚至室颤。应严格掌握剂量。

高血压、糖尿病、甲状腺功能亢进及器质性心脏病患者禁用。老年人应慎用。

(二)多巴胺

多巴胺(DA)为合成去甲肾上腺素的前体物质,药用为人工合成品。

1.体内过程

口服易被破坏而失效,一般用静脉滴注给药。不易透过血-脑屏障,几乎无中枢作用。在体内被 COMT 及 MAO 代谢失活。

2.药理作用

多巴胺可直接激动 α、β 和 DA 受体,对 α、β₁ 受体作用明显,对 β₂ 受体作用弱。

(1)兴奋心脏:小剂量多巴胺主要激动 β₁ 受体,使心肌收缩力增强,心排血量增加。一般剂量对心率影响不明显;大剂量可加快心率,多巴胺兴奋心脏的作用较肾上腺素弱,较少发生心悸及心律失常。

(2)舒缩血管:小剂量可兴奋多巴胺受体,扩张脑、肾、肠系膜血管;大剂量可激动 α 受体,使皮肤、黏膜血管收缩。

(3)影响血压:小剂量时由于兴奋心脏及舒缩血管的综合作用,使收缩压升高,舒张压无明显变化。大剂量时,较显著地兴奋心脏和收缩血管,外周阻力增加,收缩压和舒张压均升高。

(4)改善肾功能:小剂量多巴胺可激动肾血管的多巴胺受体,使肾血管扩张,肾血流量增加,肾小球滤过率增多;并能直接抑制肾小管对钠的重吸收,使尿量增多。但在大剂量使用时,多巴胺作用于肾血管的 α 受体,使肾血管收缩,肾血流量减少。

3.临床应用

(1)休克:对于心功能不全、尿量减少的休克疗效较好,也可用于感染性休克、出血性休克及心源性休克。但应注意补足血容量和纠正酸中毒。

(2)急性肾衰竭:与利尿药(如呋塞米)合用,可用于急性肾衰竭的治疗。

4.不良反应

治疗量不良反应较轻,偶见恶心、呕吐、头痛等反应。用量过大或静脉滴注速度过快可致心律失常、血压升高,肾血管收缩引起肾功能下降等,减慢滴速或停药可缓解上述反应。避免药液漏出血管外,以免引起局部组织缺血坏死。

(三)麻黄碱

麻黄碱(麻黄素)是从中药麻黄中提取的生物碱,现已人工合成。

1.体内过程

口服、注射均易吸收。易透过血-脑屏障,在体内仅有少量被 MAO 代谢,一次用药作用可维持3～6小时。大部分以原形经肾排泄,酸性尿液可促进其排泄。

2.药理作用

对 α、β 受体均有直接兴奋作用,并能促进肾上腺素能神经末梢释放去甲肾上腺素。与肾上腺素比较,麻黄碱具有以下特点:①兴奋心脏、收缩血管、升高血压、扩张支气管的作用起效慢、效应弱、维持时间持久。②中枢兴奋作用显著。③连续用药可产生快速耐受性。

3.临床应用

(1)某些低血压状态:用于防治硬膜外和蛛网膜下隙麻醉所引起的低血压。

(2)支气管哮喘:扩张支气管作用较肾上腺素弱,起效慢,但作用持久,仅用于轻症哮喘的治疗和预防哮喘发作。

(3)鼻黏膜充血所致鼻塞:药物滴鼻可消除黏膜充血和肿胀。但小儿禁用。

4.不良反应

中枢兴奋所致的不安、失眠等反应最为常见,晚间服用宜加镇静催眠药。连续滴鼻过久,可产生反跳性鼻黏膜充血。前列腺肥大患者服用本药可增加排尿困难。

高血压、冠心病及甲状腺功能亢进患者禁用。

二、α受体激动药

(一)去甲肾上腺素

去甲肾上腺素(NA)是去甲肾上腺素能神经末梢释放的主要神经递质,药用为人工合成品。

1.体内过程

口服易被破坏,皮下或肌内注射因强烈收缩血管,可发生局部缺血性坏死,故只能静脉给药。主要由 COMT 和 MAO 代谢而失活,维持时间短。

2.药理作用

主要激动 α 受体,对 β_1 受体激动作用较弱,对 β_2 受体几乎无作用。

(1)收缩血管:通过激动血管平滑肌上的 α 受体,产生强大的收缩血管作用,以皮肤、黏膜血管收缩作用最明显,其次为肾、脑、肝、肠系膜及骨骼肌血管,而对冠脉血管呈扩张作用,原因是心脏兴奋,心肌的代谢产物腺苷增多所致。

(2)兴奋心脏:去甲肾上腺素可激动心脏的 β_1 受体,但作用强度较肾上腺素弱,可使心肌收缩力增强、心排血量增加、传导速度加快、心肌耗氧量增加。但在整体条件下,由于血压升高,反射性地兴奋迷走神经而减慢心率的作用,超过它直接加快心率的作用,故可使心率减慢。

(3)升高血压:因兴奋心脏而增加心排血量,并收缩血管而加大外周血管阻力,故可使收缩压及舒张压都升高。

3.临床应用

(1)休克:去甲肾上腺素在休克治疗中已不占重要地位,仅用于神经性休克、过敏性休克、心源性休克早期和应用扩血管药无效时的感染性休克,宜小剂量、短时间静脉滴注,以保证心、脑、肾等重要脏器的血液供应,长时间或大剂量用药可造成微循环障碍。现主张与 α 受体阻滞药酚妥拉明合用,以对抗过强的血管收缩作用,保留其 β 效应,改善微循环。

(2)上消化道出血:将本药 1～3 mg 适当稀释后口服,可使食管和胃黏膜血管收缩,产生局部止血作用。

4.不良反应

(1)局部组织缺血坏死:静脉滴注浓度过高、时间过长或药液漏出血管外时,因血管强烈收缩而致局部组织缺血坏死。故静脉滴注时应防止药液外漏,并注意观察局部反应,一旦药液外漏或发现滴注部位皮肤苍白,应立即更换滴注部位,并对原滴注部位进行热敷,用普鲁卡因或 α_1 受体阻滞药酚妥拉明局部浸润注射,以对抗去甲肾上腺素的缩血管作用,防止组织坏死。

(2)急性肾衰竭:静脉滴注时间过长或剂量过大使肾血管强烈收缩,肾血流量减少,出现尿少、尿闭甚至急性肾衰竭。用药期间要观察患者尿量的变化,尿量至少要保持在每小时 25 mL 以上。

(3)停药反应:长时间静脉滴注去甲肾上腺素,如果骤然停药,可出现血压突然下降,故应逐渐降低滴速后停药。

高血压、冠心病、动脉硬化、甲状腺功能亢进、少尿或无尿患者禁用。

(二)间羟胺

间羟胺(阿拉明)主要作用于 α 受体,对 β 受体作用弱,并有促进肾上腺素能神经末梢释放递质的间接作用。与去甲肾上腺素相比,间羟胺收缩血管、升高血压的作用弱而持久。对肾血管作用较弱,较少发生尿少、尿闭等不良反应。对心率影响不明显,很少引起心律失常。此药既能静脉滴注又可肌内注射,应用方便。常作为去甲肾上腺素的代用品,用于各种休克和低血压的治疗。不良反应与去甲肾上腺素相似。

(三)去氧肾上腺素

去氧肾上腺素(新福林,苯肾上腺素)是人工合成品。可以激动 α_1 受体,具有升高血压,减慢心率,散大瞳孔的作用,用于防治低血压,治疗阵发性室上性心动过速;与阿托品相比,去氧肾上腺素扩瞳作用弱,起效快而维持时间短,主要在眼底检查时作为快速扩瞳药。

三、β受体激动药

(一)异丙肾上腺素

异丙肾上腺素(ISP,喘息定,治喘灵)为人工合成品。

1.体内过程

口服易破坏,常用其气雾剂吸入给药,也可舌下给药或静脉滴注。吸收后被COMT破坏,代谢速度较慢,故作用时间较肾上腺素略长。

2.药理作用

异丙肾上腺素对β_1和β_2受体无明显的选择性激动作用,对α受体几乎无作用。

(1)兴奋心脏:激动心脏β_1受体,使心肌收缩力增强、心率加快、传导加速、心排血量增多,心肌耗氧量明显增加,比肾上腺素作用强。大剂量也可引起心律失常,但比肾上腺素少见,因异丙肾上腺素对窦房结的兴奋作用强,因此较少发生室颤。

(2)血管和血压:激动β_2受体,使骨骼肌血管扩张,肾、肠系膜及冠状血管有不同程度扩张,血管总外周阻力降低,舒张压下降;由于心脏兴奋使心排血量增加,故收缩压升高,脉压增大。

(3)扩张支气管:激动支气管平滑肌β_2受体,松弛支气管平滑肌,作用较肾上腺素强。也可抑制过敏物质的释放,但对支气管黏膜血管无收缩作用,故消除支气管黏膜水肿作用不如肾上腺素。

(4)影响代谢:促进糖原和脂肪分解,使血糖及游离脂肪酸升高,并能增加组织的耗氧量。

3.临床应用

(1)支气管哮喘:适于支气管哮喘急性发作,常用气雾剂吸入或舌下给药,能迅速控制急性发作。作用快而强,但易引起心悸,久用可产生耐受性。

(2)心搏骤停:对溺水、麻醉意外及药物中毒等引起的心搏骤停,可用本药0.5～1.0 mg心室内注射,使心跳恢复。

(3)房室传导阻滞:本品具有强大的加速房室传导作用,可舌下含服或静脉滴注治疗房室传导阻滞。

(4)休克:异丙肾上腺素能兴奋心脏,增加心排血量及扩张血管,改善微循环,在补足血容量的基础上用于治疗感染性休克及心源性休克。

4.不良反应

(1)一般不良反应:常见心悸、头痛、头晕、低血糖等。

(2)心律失常:支气管哮喘已明显缺氧者,用量过大,易使心肌耗氧量增加,导致心律失常。对哮喘患者自用气雾剂或舌下含化时,应嘱咐患者勿超过规定的用药次数及吸入量。

冠心病、心肌炎、甲状腺功能亢进、心绞痛患者禁用。

(二)多巴酚丁胺

多巴酚丁胺(杜丁胺)系多巴胺的衍生物。口服无效,一般静脉滴注给药。能选择性地激动 β_1 受体,使心肌收缩力加强、心排血量增加,适用于心肌梗死并发心功能不全的患者。控制滴速时,一般比较安全。当滴速过快或浓度过高时,可引起心率加快或房室传导加快,少数出现心悸,偶可见心律失常。

第四节　抗肾上腺素药

肾上腺素受体阻滞药能阻断肾上腺素受体从而拮抗去甲肾上腺素能神经递质或肾上腺素受体激动药的作用。这类药物按对 α、β 肾上腺素受体选择性的不同,分为 α 受体阻滞药、β 受体阻滞药及 α、β 受体阻滞药三大类。

一、α 肾上腺素受体阻滞药

α 受体阻滞药能选择性地与 α 肾上腺素受体结合,阻断神经递质或肾上腺素受体激动药与 α 受体结合,从而产生抗肾上腺素作用。它们能将肾上腺素的升压作用翻转为降压作用,这个现象称为"肾上腺素作用的翻转"。这是因为 α 受体阻滞药选择性地阻断了与血管收缩有关的 α 受体,与血管舒张有关的 β 受体未被阻断,所以肾上腺素的血管收缩作用被取消,而血管舒张作用得以充分地表现出来。对主要作用于血管 α 受体的去甲肾上腺素,它们只取消或减弱其升压效应而无"翻转作用"。对主要作用于 β 受体的异丙肾上腺素的降压作用则无影响(图 2-2)。

根据这类药物对 α_1、α_2 受体的选择性不同,可将其分为三类:①非选择性 α 受体阻滞药,如酚妥拉明、酚苄明。②α_1 受体阻滞药,如哌唑嗪。③α_2 受体阻滞药,如育亨宾(常作为科研的工具药)。

(一)非选择性 α 受体阻滞药

以酚妥拉明、酚苄明为例。下面介绍酚妥拉明具体内容。

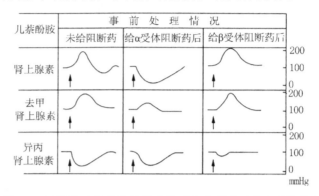

图 2-2　给肾上腺素受体阻滞药前后儿茶酚胺对犬血压的作用

1.药理作用

酚妥拉明为竞争性 α 受体阻滞药,对 α_1、α_2 受体具有相似的亲和力。该药与 α 受体结合力较弱,易于解离,作用温和,作用维持时间短。

(1)血管:静脉注射能使血管舒张,使肺动脉压和外周血管阻力降低,血压下降。其机制主要是对血管平滑肌 α_1 受体的阻断作用和直接舒张血管作用。

(2)心脏:具有心脏兴奋作用,使心肌收缩力增强,心率加快,心排血量增加。这是由于血管舒张、血压下降可反射性兴奋交感神经;加上该药可阻断神经末梢突触前膜 α_2 受体,反馈性地促进去甲肾上腺素释放,激动心脏 β_1 受体的结果。偶可致心律失常。

(3)其他有拟胆碱和拟组胺样作用,使胃肠平滑肌兴奋、胃酸分泌增加,出现恶心、呕吐、腹痛等症状。

2.临床应用

(1)外周血管痉挛性疾病,如雷诺综合征、血栓闭塞性脉管炎等。

(2)静脉滴注去甲肾上腺素发生外漏时所造成的血管痉挛,也用于肾上腺素等拟交感胺药物过量所致的高血压。

(3)用于肾上腺嗜铬细胞瘤的鉴别诊断、骤发高血压危象的治疗以及手术前的控制性降压。曾有致死的报告,故应特别慎重。

(4)抗休克:由于具有增加心排血量,扩张血管,降低外周阻力,解除微循环障碍等作用,适用于感染性、心源性和神经源性休克。但给药前必需补足血容量。目前主张将酚妥拉明与去甲肾上腺素合用以对抗去甲。肾上腺素的强大的收缩血管作用,保留其加强心肌收缩力的作用。

(5)急性心肌梗死及充血性心力衰竭。在心力衰竭时,因心排血量不足,交感张力增加,外周阻力增高,肺充血和肺动脉压力升高,易产生肺水肿。酚妥拉明既可扩张小动脉、降低外周阻力,使心脏后负荷明显降低;又可扩张小静脉,使回心血量减少,减轻心脏的前负荷;总的效果是心排血量增加,心力衰竭得以减轻。

3.不良反应

常见的有胃肠平滑肌兴奋所致的腹痛、腹泻、呕吐和诱发溃疡病。静脉给药可引起严重的心律失常和心绞痛。胃炎,胃、十二指肠溃疡病,冠心病患者慎用。

酚苄明,口服仅有 $20\%\sim30\%$ 吸收。因刺激性强,不做肌内或皮下注射,仅做静脉注射。本药的脂溶性高,大剂量用药可积蓄于脂肪组织中,缓慢释放,故作用持久。主要经肝代谢,经肾及胆汁排泄。一次用药,作用可维持 $3\sim4$ 天。酚苄明可与仅受体形成牢固的共价键,属于非竞争性 α 受体阻滞药。药理作用与临床应用和酚妥拉明相似。其扩张血管降压作用与血管的功能状态有关。当交感神经张力高、血容量低或直立体位时,其扩张血管及降压作用明显。临床用于治疗外周血管痉挛性疾病,也可适用于休克及嗜铬细胞瘤所致高血压的治疗。不良反应有直立性低血压、反射性心动过速、心律失常及鼻塞。口服可致恶心、呕吐、嗜睡及疲乏等。

(二)α_1 受体阻滞药

α_1 受体阻滞药对动脉和静脉的 α_1 受体有较高的选择性阻断作用,对去甲肾上腺素能神经末梢突触前膜 α_2 受体亲和力极弱,因此在拮抗去甲肾腺素和肾上腺素的升压作用同时,并不促进神经末梢释放去甲肾上腺素。

临床常用哌唑嗪、特拉唑嗪及多沙唑嗪等,主要用于良性前列腺增生及高血压病的治疗。

(三)α_2 受体阻滞药

α_2 受体在介导交感神经系统反应中起重要作用,包括中枢与外周。育亨宾为选择性 α_2 受体阻滞药,易进入中枢神经系统,阻断 α_2 受体,可促进去甲肾上腺素的释放,增加交感神经张力,导致血压升高,心率加快。育亨宾主要用作实验研究中的工具药。

二、β 肾上腺素受体阻滞药

β 肾上腺素受体阻滞药能选择性和 β 受体结合,竞争性阻断去甲肾上腺素能神经递质或肾上腺素受体激动药与β受体结合,从而拮抗其拟肾上腺素作用。β肾上腺素受体阻滞药可根据其选择性分为非选择性的$β_1$、$β_2$受体阻滞药和选择性的$β_1$受体阻滞药两类。本类药物中有些除具有β受体阻断作用外,还具有一定的内在拟交感活性,因此上述两类药物又可分为有内在拟交感活性及无内在拟交感活性两类。

β肾上腺素受体阻滞药种类较多,但基本药理作用相似。

(一)药理作用

1.β受体阻断作用

(1)心血管系统:由于阻断心脏$β_1$受体,使心率减慢,心肌收缩力减弱,心排血量减少,心肌耗氧量下降,血压略降。由于其对血管$β_2$受体也有阻断作用,加上心脏功能受到抑制,反射地兴奋交感神经引起血管收缩和外周阻力增加,肝、肾和骨骼肌等血管血流量减少,冠脉血流量也减少。

(2)支气管平滑肌:因阻断支气管平滑肌上的$β_2$受体,使支气管平滑肌收缩而增加呼吸道阻力。但这种作用较弱,对正常人影响较少,但在支气管哮喘或慢性阻塞性肺疾病的患者,则可诱发或加重哮喘的急性发作。选择性$β_1$受体阻滞药此作用较弱。

(3)代谢:可抑制糖原分解及脂肪代谢,对正常人的血糖水平无影响,但可抑制 AD 引起的高血糖反应,延缓用胰岛素后血糖水平的恢复。甲状腺功能亢进时,β受体阻滞药可抑制甲状腺素(T_4)转变为三碘甲腺原氨酸(T_3),有效控制甲状腺功能亢进症状。

(4)肾素:β受体阻滞药通过阻断肾小球球旁细胞的$β_1$受体而抑制肾素的释放,这可能也是其降血压机制之一。

2.内在拟交感活性

药物对受体的阻断作用和激动作用并非截然分开,有些β肾上腺素受体阻滞药与β受体结合后除能阻断受体外,对β受体还有部分激动作用,也称内在拟交感活性(ISA)。由于这种作用较弱,一般被其β受体阻断作用所掩盖。ISA 较强的药物在临床应用时,其抑制心肌收缩力,减慢心率和收缩支气管作用一般较不具 ISA 的药物为弱。

3.膜稳定作用

实验证明,有些β受体阻滞药具有局部麻醉作用和奎尼丁样作用,即降低细胞膜对钠离子的通透性,产生膜稳定作用,由于所需浓度高于β受体阻滞药有效血药浓度的 50～100 倍,此外,无膜稳定作用的 β 受体阻滞药对心律失常仍然有效。因此认为这一作用在常用量时与其治疗作用的关系不大。

4.其他

普萘洛尔有抗血小板聚集作用。另外,β 受体阻滞药尚有降低眼内压作用,这可能是由于减少房水的形成所致。

(二)临床应用

1.心律失常

对多种原因引起的快速型心律失常有效,如窦性心动过速,全身麻醉药或拟肾上腺素药引起的心律失常等。

2.心绞痛和心肌梗死

对心绞痛有良好的疗效。对心肌梗死,长期应用(两年以上)可降低复发和猝死率。

3.高血压

本类药是治疗高血压的基础药物,能使高血压患者的血压下降,有效控制原发性高血压。与血管扩张药和利尿药合用降压效果更好。

4.其他

用于焦虑状态,辅助治疗甲状腺功能亢进及甲状腺危象,对控制激动不安、心动过速和心律失常等症状有效,并能降低基础代谢率。普萘洛尔亦适用于偏头痛、肌震颤、肝硬化的上消化道出血等的治疗。噻吗洛尔可减少房水形成,降低眼内压,常局部用药治疗原发性开角型青光眼。

(三)不良反应

主要不良反应有恶心、呕吐、轻度腹泻等消化道症状,停药后迅速消失。偶见过敏性皮疹和血小板减少。严重的不良反应常与用药不当有关,主要有下述几种。

1.诱发或加剧支气管哮喘

由于对支气管平滑肌的 β_2 受体的阻断作用,非选择性 β 受体阻滞药可使呼吸道阻力增加,诱发或加剧哮喘,选择性 β_1 受体阻滞药一般不引起上述的不良反应,但这类药物的选择性往往是相对的,故对哮喘的患者仍应慎重。

2.心血管反应

由于对心脏 β_1 受体的阻断作用,使心脏功能抑制,心功能不全、窦性心动过缓和房室传导阻滞的患者对本类药物敏感性提高,会加重病情,甚至引起重度心功能不全、肺水肿、房室传导完全阻滞或停搏等严重后果。

3.反跳现象

长期应用 β 受体阻滞药突然停药,常引起原来的病情加重,一般认为这是由于长期用药后 β 受体上调对内源性儿茶酚胺的敏感性增高所致,因此长期用药者应逐渐减量才可。

4.其他

偶见眼、皮肤黏膜综合征,个别患者有幻觉、失眠和抑郁症状。

(四)禁忌证

禁用于严重左室心功能不全、窦性心动过缓、重度房室传导阻滞和支气管哮喘的患者。

(五)常用药物

1.普萘洛尔

普萘洛尔是等量的左旋和右旋异构体的消旋品,左旋体的 β 受体阻断作用是右旋体的 50～100 倍。

(1)体内过程:口服吸收率大于 90%,首关消除率 60%～70%。口服后血浆达峰时间为 1～3 小时,半衰期为 2～5 小时。本药体内分布广泛,易于通过血-脑屏障和胎盘屏障,也可分泌于乳汁中。主要经肝脏代谢,其主要代谢产物 4-羟普萘洛尔尚有一定 β 受体阻断作用。代谢产物 90% 以上经肾排泄。不同个体口服相同剂量的普萘洛尔,血浆高峰浓度相差可达 25 倍,这是由于肝消除能力不同所致。因此临床用药需从小剂量开始,逐渐增加至适宜剂量。

(2)药理作用及临床应用:普萘洛尔具有较强的 β 受体阻断作用,对 β_1 和 β_2 受体的选择性很低,无内在拟交感活性。用药后心率减慢,心肌收缩力和心排血量减少,冠脉血流量下降,心肌耗氧量明显减少,对高血压患者可使其血压下降。可用于治疗心律失常、心绞痛、高血压、甲状腺功能亢进等。

2.纳多洛尔

纳多洛尔对 β_1 和 β_2 受体的亲和力大致相同,阻断作用持续时间长,半衰期达 10～12 小时,缺乏膜稳定性和内在拟交感活性。其 β 受体阻断作用与普萘洛尔相似,强度约为后者的 6 倍。且可增加肾血流量,所以在肾功能不全且需用 β 受体阻滞药者可首选此药。纳多洛尔口服吸收少,生物利用度低,在体内代谢不完全,主要以原形从肾脏排泄。

三、α、β 肾上腺素受体阻滞药

本类药物对 α 受体和 β 受体均有阻断作用,但对 β 受体的阻断作用强于对 α 受体的阻断作用。临床主要用于高血压的治疗,以拉贝洛尔为代表,目前开发出的新药还有布新洛尔、阿罗洛尔和氨磺洛尔等。

以拉贝洛尔为例。

(一)体内过程

拉贝洛尔脂溶性较高,口服吸收好,部分被首关消除。拉贝洛尔的半衰期为 4～6 小时,血浆蛋白结合率为 50%。主要在肝脏代谢,仅有 4% 以原形经肾脏排出。

(二)药理作用及临床应用

拉贝洛尔是相对较新的 α、β 受体阻滞药的代表。对 β 受体的阻断作用约为普萘洛尔的 2/5,对 α 受体的阻断作用为酚妥拉明的 1/10～1/6,对 β 受体的阻断作用强于对 α 受体阻断作用的 5～10 倍。有较弱的内在拟交感活性和膜稳定作用。

与普萘洛尔相比较,在等效剂量下,拉贝洛尔降压作用出现较快,而心率减慢作用较轻。由于对 β_2 受体的内在拟交感活性及药物的直接作用,拉贝洛尔可使血管舒张,可增加肾血流量,而普萘洛尔则使肾血流量减少。

本品多用于中度和重度高血压及心绞痛的治疗,静脉注射可用于高血压危象。

(三)不良反应

常见不良反应有眩晕、乏力、恶心等。少数患者可出现直立性低血压。哮喘及心功能不全者禁用。

肾上腺素受体阻滞药按对 α、β 肾上腺素受体选择性的不同,分为 α 受体阻滞药、β 受体阻滞药及 α、β 受体阻滞药三大类。α 受体阻滞药,临床用于外周血管痉挛性疾病、抗休克、诊治嗜铬细胞瘤、对抗去甲肾上腺素外漏引起的血管收缩等的治疗。β 受体阻滞药品种繁多,已成为治疗快速型心律失常、高血压、心绞痛、顽固性心功能不全等疾病的重要药物。α、β 受体阻滞药作为一种强效降压药,临床上主要用于治疗中度至重度的各型高血压和心绞痛。

第五节　镇　痛　药

镇痛药是一类作用于中枢神经系统,选择性地消除或缓解疼痛的药物。本类药物镇痛作用强,反复应用易产生依赖性和成瘾性,造成用药者精神变态而出现药物滥用及停药戒断症状。因此,本类药物又称为麻醉性镇痛药,临床上常用的麻醉性镇痛药包括阿片生物碱类镇痛药和人工合成镇痛药。

一、阿片生物碱类镇痛药

吗啡是阿片中的主要生物碱。通过激活体内的阿片受体而发挥作用。

(一)中枢神经系统作用

1.镇痛镇静

吗啡有强大的选择性镇痛作用,对各种疼痛均有效,对持续性、慢性钝痛的作用大于间断性锐痛。具有明显的镇静作用,消除由疼痛引起的焦虑、紧张、恐惧等情绪,在安静的环境中易入睡。并可产生欣快感。

2.抑制呼吸

治疗量的吗啡能抑制呼吸中枢,急性中毒时呼吸频率可减慢至 3~4 次/分。

3.镇咳作用

有强大的镇咳作用,对多种原因引起的咳嗽有效。常被可待因代替。

4.其他作用

缩瞳作用,中毒时瞳孔缩小如针尖。还可引起恶心、呕吐。

(二)兴奋平滑肌

1.胃肠道

本药能提高胃肠道平滑肌和括约肌张力,肠蠕动减慢,可引起便秘。

2.胆管

本药能使胆管括约肌张力提高,胆汁排出受阻,胆囊内压力增高。

3.其他

本药能使膀胱括约肌张力提高,致排尿困难、尿潴留;能使支气管平滑肌张力提高,诱发哮喘。

(三)心血管系统作用

吗啡可扩张血管平滑肌,引起直立性低血压;抑制呼吸,二氧化碳潴留,脑血管扩张,引起颅内压升高。

(四)用途

1.镇痛

由于成瘾性大,仅用于其他镇痛药无效的急性锐痛如严重创伤、烧伤等。心肌梗死引起的剧痛,血压正常情况下可用吗啡止痛。

2.心源性哮喘

左心衰竭突发性的急性肺水肿而引起的呼吸困难(心源性哮喘),除应用强心苷、氨茶碱及吸氧外,静脉注射吗啡可产生良好效果。作用机制可能:①吗啡扩张外周血管,降低外周阻力,心脏负荷降低,有利于肺水肿消除。②其镇痛作用消除患者的焦虑、恐惧情绪。③降低呼吸中枢对二氧化碳的敏感性,使呼吸由浅快变深慢。

(五)不良反应

1.不良反应

不良反应有恶心、呕吐、呼吸抑制、嗜睡、眩晕、便秘、排尿困难、胆绞痛等。

2.耐受性和成瘾性

连续多次给药而产生耐受性和成瘾性,可耐受正常量的 25 倍而不致中毒,成瘾后一旦停药即出现戒断症状,表现为兴奋、失眠、流泪、流涕、出汗,震颤、呕吐、腹泻,甚至虚脱、意识丧失等。成瘾者为获得使用吗啡后的欣快感及避免停药后戒断症状的痛苦,常不择手段去获得吗啡,对社会造成极大的危害。

3.急性中毒

用量过大可引起急性中毒,表现为昏迷,瞳孔极度缩小如针尖、呼吸抑制、血压下降、尿量减小、体温下降。可因呼吸麻痹而死亡。抢救可采用人工呼吸、吸氧、注射吗啡拮抗剂纳洛酮等措施,必要时给予中枢兴奋药尼可刹米。

(六)用药注意事项

(1)本品属麻醉药品,必须严格按照《麻醉药品管理条例》进行管理和使用。

(2)胆绞痛、肾绞痛时须与阿托品合用,单用本品反而加剧疼痛。

(3)疼痛原因未明前慎用,以防掩盖症状,贻误诊治。

(4)禁忌证为支气管哮喘、肺心病、颅脑损伤、颅内高压、昏迷、严重肝功能不全、临产妇和哺乳期妇女等。

二、人工合成镇痛药

哌替啶又名杜冷丁。

（一）作用

1.镇痛镇静

镇痛作用为吗啡的 1/10，起效快持续时间短。镇静作用明显，可消除患者紧张、焦虑、烦躁不安等疼痛引起的情绪反应，易入睡。

2.抑制呼吸

抑制呼吸中枢，但作用弱，持续时间短。

3.兴奋平滑肌

提高胃肠道平滑肌及括约肌张力，减少推进性肠蠕动，但作用时间短，不引起便秘，也无止泻作用；兴奋胆管括约肌，甚至引起痉挛，胆管内压力增高；治疗量对支气管平滑肌无影响，大剂量引起收缩；对妊娠收缩无影响，不对抗催产素兴奋子宫的作用，用于分娩止痛不影响产程。

4.扩张血管

能扩张血管引起直立性低血压。由于呼吸抑制，使体内二氧化碳蓄积，致脑血管扩张，颅内压升高。

（二）用途

1.镇痛

哌替啶对各种疼痛有效，用于各种剧痛。

2.心源性哮喘

哌替啶可替代吗啡治疗心源性哮喘。

3.人工冬眠

哌替啶与氯丙嗪、异丙嗪组成冬眠合剂，用于人工冬眠疗法。

4.麻醉前给药

麻醉前给药可消除患者的术前紧张和恐惧感，减少麻醉药用量。

（三）不良反应和用药注意事项

（1）不良反应有眩晕、恶心、呕吐、出汗、心悸、直立性低血压等，大剂量可抑制呼吸。久用可产生成瘾性，但较吗啡弱，仍需控制使用。

（2）剂量过大可引起呼吸抑制、震颤、肌肉痉挛、反射亢进甚至惊厥等中毒症状，解救时可配合使用抗惊厥药。

（3）胆绞痛、肾绞痛者须与阿托品等解痉药合用。

（4）新生儿对哌替啶抑制呼吸中枢作用极为敏感，故产前 2～4 小时内不宜使用。

（5）禁忌证与吗啡相同。

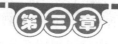

心血管科临床用药

第一节 抗心律失常药

心律失常的治疗目的是减轻症状或延长生命,只有症状明显时心律失常才需要治疗。而对心律失常的有效治疗则来源于对心律失常的发生机制以及抗心律失常药物的电生理特性之了解。

一、心脏电生理特性及其离子流基础

根据生物电特性,心肌细胞可分为快反应细胞和慢反应细胞,前者包括浦肯野纤维、束支、希氏束、心房肌、心室肌以及房室间异常传导纤维;后者包括窦房结、房室结、房室环的心肌纤维、二尖瓣和三尖瓣的瓣叶。心肌细胞的电生理特性包括自律性、兴奋性和传导性,其基础都是细胞膜的离子运动。静息状态下心肌细胞内电位比膜外电位要负(窦房结−60 mV,房室结−90 mV),称静息电位(resting membrane potential,RMP),主要是钾离子跨膜运动达到膜内外电位平衡形成。当心肌受到刺激引起兴奋便可出现动作电位(action potential,AP),通常按时间顺序分为 0、1、2、3 和 4 五相。

0 相:为除极化期。快钠通道开放,大量钠离子由细胞外快速进入细胞内(快钠内流,I_{Na}),膜内电位由负值迅速变为$+20\sim+30$ mV。慢反应细胞的 0 相除极则依赖于钙离子为主的缓慢内向电流。

1 相:为快速复极初期。钠通道关闭,钾离子外流,Cl^- 离子内流,使膜内电位迅速降至 O mV。

2 相:为缓慢复极期,平台期。慢通道开放,钙离子及少量钠离子内流,与外流的钾离子处于平衡状态,使膜内电位停滞于 O mV。

3 相:为快速复极期。钙离子内流停止,钾离子外流增强,膜内电位较快地

恢复到静息水平。

4 相:静息期。细胞膜通过离子泵 Na^+、Ca^{2+} 主动转运机制排出 Na^+、Ca^{2+},摄回 K^+,使细胞内外各种离子浓度恢复到兴奋前状态。非自律细胞的膜电位维持一个相对稳定的水平;而自律细胞在复极达到最大舒张电位(MDP)后开始逐渐递增的缓慢自动除极,直至膜电位达到阈电位形成一次动作电位。这种舒张期自动除极的形成,在慢反应细胞以 K^+ 外向电流的衰减为基础,有超极化激活的非特异性 Na^+ 内向离子流(If)及 Na^+、Ca^{2+} 交换引起的缓慢内向电流($I_{Na/ca}$)参与形成;在快反应细胞则主要是 Na^+ 内向离子流(If)引起。

心肌细胞传导性的重要决定因素是 0 相上升速度与幅度(V_{max}),快反应细胞取决于 Na^+ 的内流速度。0 相上升速度快,振幅大,除极扩布的速度即激动传导速度也快。

心肌细胞的自律性取决于舒张期自动除极化速度,常以 4 相坡度表示。快反应细胞主要是 Na^+ 内向离子流引起,慢反应细胞则以 K^+ 外向电流的衰减及 Ca^{2+} 内流为基础。

心肌细胞的兴奋性呈周期性变化,动作电位时程(APD)代表了心肌除极后膜电位的恢复时间,可分为以下各期:从 0 相开始到复极达 -60 mV 的期间刺激心肌细胞不能引起可以扩布的动作电位,称为有效不应期(ERP),ERP 代表了心肌激动后兴奋性的恢复时间。ERP 延长,ERP/APD 比值增大,折返兴奋到达时不应期尚未完毕,利于折返激动消除。从 ERP 完毕至复极基本完成(-80 mV)为相对不应期(RRP),强化刺激可引起扩布性期前兴奋,但其传导慢,不应期短。在 RRP 开始的很短时间内,心肌各细胞群的应激性恢复有先后不同,故易形成折返而引起心肌颤动,称易损期。RRP 延长,易损期亦延长,是易致心律失常因素。从 $-80\sim-90$ mV 为超常期,表现为兴奋性增高。

临床心律失常的产生可由于激动起源和/或传导异常引起,不管其机制如何,最终均与心肌细胞膜上离子转运过程的异常有关,而绝大多数的抗心律失常药也是通过对不同的离子通道的不同作用达到治疗目的。

根据电生理特性和功能的不同,国际药理联合会对 Na^+、K^+、Ca^{2+} 三大类细胞膜离子通道进行了最新命名。其中 Na^+ 通道分为 Ⅰ、Ⅱ、Ⅲ、μ_1 和 h_1 型,除 h_1 型外,均对河豚毒素敏感,当细胞电位低于 $-80\sim-90$ mV 时很容易激活,而高于 -50 mV 时则迅速灭活。在一定的刺激下表现为较大的快速内向电流,与动作电位 0 相除极的产生和传导密切相关。

细胞膜钙离子通道分为 L、N、T、P 型,N 型和 P 型主要存在于神经系统组织中,在心血管系统中意义不大。T型通道是低电压(通常为$-100\sim-60$ mV)时钙离子进入细胞的通道,与细胞的自律性和起搏有关。L型通道是高电压激活的通道,当膜电位处于-40 mV时很容易激活,是细胞钙离子内流的主要通道,也是迄今为止研究最多的钙离子通道。

细胞膜钾离子通道种类很多,已命名的功能明确的亚型有十余个,其活性也多受膜电位影响,如延迟整流钾离子通道(RV)的主要功能是启动复极化过程,在膜电位高于-50 mV时方能激活;快速延迟整流性钾流(I_{Kr})是心动过缓时主要复极电流,而缓慢延迟整流性钾流(I_{Ks})则在心动过速时加大;再如内向整流钾电流I_R(IR),随着超极化程度的增加,内向电流的幅度增加,而除极化时,则变为外向电流,这对保持稳定的膜电位水平至关重要。另外,除了瞬间外向钾离子通道(K_A)外,多数钾离子通道不能自动失活,必须使膜电位复极化导致通道失活。

每种离子通道均具有激活、灭活和静息三种状态,与此相对应,心肌细胞也经历应激、绝对不应期和相对不应期的周期性改变。药物可选择性的作用于一种或多种状态的离子通道,并表现其阻断特性。这种阻断作用可随离子通道的开、关频率而改变,称为频率依赖性或使用依赖性。一般来说,钠通道阻滞剂对舒张期时处于静息状态的钠通道亲和力低,而对激活或灭活状态下(相当于动作电位的平台期)的通道亲和力高。每次激动可使药物与通道受体结合,而静息时从结合中解离。不同的药物对钠通道受体的结合和解离速率亦不一样,以利多卡因为代表的I_b类药物的动力学速率最快,1秒钟;以氟卡尼为代表的I_c类药的动力学速率最慢,16秒钟;以奎尼丁为代表的I_a类药物则处于中间为$5\sim10$秒钟。因此心率越快可使越多的药物与通道结合,而没有足够的时间解离,从而使V_{max}下降,兴奋性和传导性降低,使心律失常终止。钙通道阻滞剂维拉帕米与L型通道的结合部位已经发现位于L型通道细胞膜的内侧,在除极化刺激引起通道开放时,维拉帕米经通道进入细胞膜,与通道蛋白结合并阻塞通道,因此心率增快,钙离子通道开放频率增加,药物的通道阻断作用增加。

二、抗心律失常药物分类

目前,国际上应用最为广泛的抗心律失常药物的分类方法是1970年由Vaughan Wil-liams提出,1983年经Harrison加以改良,主要根据药物对心肌细胞的电生理效应特点,将众多药物划分为4大类:膜稳定剂、β受体阻滞剂、延长动作电位时程药以及钙通道阻滞剂。需要指出的是,许多抗心律失常药物的作用不是单一的,如奎尼丁是Ⅰ类药的代表性药物,又有Ⅲ类药物作用;索他洛尔既是β受体阻滞剂(Ⅱ类),同时兼具延长Q-T间期作用(Ⅲ类)。

三、抗心律失常的药物治疗选择

(一)心律失常的处理原则

心律失常的治疗目的是减轻症状或延长生命,因此治疗时必须做到以下几点。

(1)对极快或极慢的严重心律失常,应尽快明确其性质、发生机制,选择有效治疗措施尽快终止发作。选择何种药物进行治疗,应根据医师自己对心律失常的认识水平及对使用药物的掌握情况而定。

(2)寻找病因和诱发因素,给予及时的治疗,并避免再发。

(3)及时纠正心律失常引起的循环障碍和心肌供血不足,减少危害,避免发生严重后果。

(4)有些心律失常需选用非药物治疗,如射频消融术(适用于阵发性室上性心动过速、室上速伴预激综合征、室速、房扑和房颤)。改良窦房结术、电复律术(室颤和室扑、房颤、房扑、室速和室上速等)。人工心脏起搏术(缓美西律失常)以及带有自动除颤功能的起搏器(AICD)。

(二)抗心律失常的药物选择

1.窦性心动过速

可用镇静剂、β受体阻滞剂、维拉帕米和地尔硫革。有心功能不全者,首选洋地黄制剂。

2.期前收缩

(1)无自觉症状,无心脏病者的良性、偶发期前收缩,可不予治疗。必须时可服用镇静剂、黄连素、β受体阻滞剂、普罗帕酮和安他唑啉(0.1~0.25毫克/次,一天3次)等。

(2)伴有心力衰竭患者的期前收缩,首选洋地黄制剂。

(3)风湿性心脏病二尖瓣病变后期发生的频发房性期前收缩,可能是心房纤颤的先兆,如有心功能不全,首选洋地黄制剂。如心功能尚好,可选用维拉帕米、胺碘酮、β受体阻滞剂、丙吡胺、奎尼丁、亦可选用妥卡尼、安他唑啉和普罗帕酮等。

(4)频发、连发、多形、多源和R-on-T形室性期前收缩,明确不伴有器质性心脏病的不主张常规抗心律失常药物治疗,可使用镇静剂或小剂量β受体阻滞剂。

个别需要者可短时间选用美西律、阿普林定、丙吡胺、安他唑啉和普罗帕酮等。伴有器质性心脏病的患者应首先治疗原发病,祛除诱发因素,在此基础上可选用β受体阻滞剂、胺碘酮,非心肌梗死的器质性心脏病患者可选用普罗帕酮、美心律。

(5)急性心肌梗死急性期伴发的室性期前收缩,首选β受体阻滞剂、利多卡因。以后可选用胺碘酮、索他洛尔等;不宜选用Ⅰc类药物、如普罗帕酮等。

(6)洋地黄中毒引起的室性期前收缩,首选苯妥英钠,亦可选用利多卡因、美西律等。

3.阵发性室上性心动过速

终止发作应首选非药物治疗方法。抗心律失常药物首选维拉帕米、普罗帕酮。亦可选用ATP、β受体阻滞剂、阿普林定、丙吡胺、普鲁卡因胺和毛花苷C等。上述药物无效者,可选用胺碘酮;还可联合用药。预激综合征合并室上速时,不宜使用洋地黄制剂及维拉帕米。

4.心房纤颤

控制心室率时,可选用洋地黄制剂(如毛花苷C静脉注射)、β受体阻滞剂、维拉帕米、地尔硫䓬等。若洋地黄与维拉帕米或地尔硫䓬合用时,洋地黄的剂量应减少1/3。药物转复心房纤颤时,有器质性心脏病的患者可首选胺碘酮,不伴有器质性心脏病的患者可首选Ⅰ类药。

5.心房扑动

药物治疗原则同房颤。洋地黄制剂转复成功率为40%～60%,奎尼丁转复成功率为30%～60%。减慢心室率可选用洋地黄制剂、β受体阻滞剂或维拉帕米等。

6.室性心动过速

室速伴明显血流动力学障碍,对抗心律失常药物治疗反应不佳者,应及时行同步直流电转复。药物复律胺碘酮安全有效,心功能正常者可选用利多卡因、普罗帕酮、普鲁卡因胺。无器质性心脏病的患者可选用维拉帕米、普罗帕酮、β受体阻滞剂、利多卡因。尖端扭转型室性心动过速病因各异,治疗方法各不相同,发作时首先寻找并处理诱发因素,药物转律首选硫酸镁,其次利多卡因、美心律或苯妥英,无效行心脏起搏。获得性Q-T延长综合征、心动过缓所致扭转型室性心动过速无心脏起搏条件者可慎用异丙肾上腺素。

7.心室纤颤

首选溴苄胺。亦可选用胺碘酮、利多卡因,但心室纤颤波纤细者可选用肾上腺素,使其转变为粗颤波。心室纤颤最有效的治疗方法是非同步电除颤。

8.缓慢性心律失常

可选用阿托品、山莨菪碱、异丙肾上腺素;病窦综合征患者,还可选用烟酰胺、氨茶碱、硝苯砒啶、肼苯达嗪等。

四、抗心律失常药物的致心律失常作用

早在 20 世纪 60 年代已认识到奎尼丁所致晕厥是由于尖端扭转型室速、心室颤动引起,多发生于用药早期。80 年代初期,临床及电生理检查证实,应用抗心律失常药物后患者可出现新的心律失常,或原有的心律失常恶化,并可危及生命。1987 年 ACC 会议将其命名为致心律失常作用,但以往认为发生率低而被忽视。1989 年心律失常抑制试验(Cardiac Arrhythmia Suppression Trial,CAST)结果发表,对心脏病学界产生了强烈震动,使传统的药物治疗观念发生了明显改变。CAST 的目的是评价心肌梗死后抗心律失常药物的治疗效果及对预后的影响,美国 10 个心血管病研究中心选用恩卡尼、氟卡尼和莫雷西嗪治疗心肌梗死后 6 个月至 2 年内伴有室性心律失常的患者,经过长期、随机、双盲对照观察,结论是用药组室性心律失常能被有效控制,但病死率比对照组高 3 倍。这种结果提示致心律失常作用并非只发生在用药初期,某些短期应用疗效很好的药物却在长期治疗中室性期前收缩明显减少时诱发致命性心律失常,并引起死亡率增加。

迄今为止,还没有一种药物只有抗心律失常作用而没有致心律失常作用,致心律失常作用的发生率为 5%～15%,并且药物促发的心律失常可以表现为所有的心律失常的临床类型,如缓慢性心律失常(窦性心动过缓、窦性停搏、窦房传导阻滞及房室传导阻滞等)和快速性心律失常(室上性和室性)。大多数的抗心律失常药物均可以引起缓慢性心律失常,如 β 受体阻滞剂,钙通道阻滞剂。Ⅰ类及Ⅲ类药物、洋地黄常引起在传导障碍基础上的快速心律失常,最具代表性的是房性心动过速伴房室传导阻滞、非阵发性交界性心动过速伴房室分离及多形性室性期前收缩二联律。引起室性心律失常的药物多为延长 Q-T 间期药物(如Ⅰa 类和Ⅲ类,以及强力快钠通道抑制剂,如Ⅰc 类),室性心动过速是最常见的表现,特别是尖端扭转型室性心动过速,常常有致命的危险。Dhein 等实验观察常用抗心律失常药物低、中、高治疗浓度的致心律失常作用,证实致心律失常作用的排列顺序:氟卡尼＞普罗帕酮＞奎尼丁＞阿吗灵＞丙吡胺＞美西律＞利多卡因＞索他洛尔,并发现普萘洛尔可降低氟卡尼的致心律失常作用。近年来,加

拿大及欧洲相继应用胺碘酮治疗心肌梗死后伴室性期前收缩患者,观察结果令人鼓舞,认为可显著抑制室性期前收缩,并可降低死亡率。

致心律失常作用的发生机制涉及心律失常产生的所有机制,如冲动的产生异常和/或传导异常。主要机制有两种:①Q-T 间期延长(Ⅰa 类药物及Ⅲ类药物),Q-T 间期延长本身是药物有效治疗作用的一个组成部分,但若延长＞500 毫秒或 Q-Tc＞440 毫秒时,尤其是合并电解质紊乱(如低血钾、低血镁)或与其他延长 Q-T 间期的药物合用时,可引起早期后除极触发尖端扭转型室速;②传导减慢促使折返发生,Ⅰc 类药物可强有力的抑制快钠通道,导致心肌电生理效应的不均一性增加,产生折返活动,形成单向宽大畸形的室性心动过速。

致心律失常作用的诱发因素包括:①心功能状态,心力衰竭时抗心律失常药物的疗效减低,而致心律失常作用的发生率明显增加,可能与组织器官灌注不足,药物在体内分布、代谢与排泄受阻有关。因此,心力衰竭合并心律失常时治疗的重点应着重于改善患者心功能,纠正缺氧、感染、低钾、低镁以及冠脉供血不足等诱发因素,如确实需要使用抗心律失常药物时,应在严密观察下选用有关药物。②电解质紊乱,低钾、低镁等可引起 Q-T 间期延长、增高异位节律点的自律性,诱发包括扭转型室速、室颤在内的恶性心律失常。低钾也可引起房室传导阻滞。低钾、低镁患者服用Ⅰa 类药物、胺碘酮或洋地黄时,致心律失常作用明显增加。③药物的相互作用,抗心律失常药物联合应用时,致心律失常作用明显增加。已知奎尼丁、维拉帕米和胺碘酮等与地高辛合用,可明显增高地高辛的血浓度,诱发洋地黄中毒。维拉帕米与胺碘酮合用、维拉帕米与普萘洛尔合用、硫氮䓬酮与地高辛或美西律合用,都有诱发窦性停搏等严重心律失常的报告。Ⅰa 类与Ⅰc 类合用,Ⅰa 类与Ⅲ类药合用,洋地黄与钙通道阻滞剂合用以及抗心律失常药与强利尿剂合用时都有可能发生致心律失常作用。④血药浓度过高,包括药物剂量过大或加量过速,或虽按常规剂量给药,但患者存在药物代谢及排泄障碍。如肝、肾功能不全时,易发生药物蓄积作用。⑤急性心肌缺血、缺氧,如急性心肌梗死早期,由于存在心肌电不稳定性,易发生药物致心律失常作用。肺心病时由于明显低氧血症,抗心律失常药也极易出现致心律失常作用。⑥其他,包括心脏自主神经功能紊乱及药物的心脏致敏作用。

致心律失常作用的诊断主要根据临床表现进行判断。在应用某种药物的过程中,出现新的心律失常或原有的心律失常加重或恶化,特别是其发生与消失同药物剂量的改变、药代动力学密切相关时,应高度怀疑是药物的致心律失常作用。当出现以下情况时,则大致可以肯定为致心律失常作用:室性期前收缩增加

3～10倍,室性心动过速的周期缩短10%,出现多形性室速或扭转型室速,非持续性室速变为持续性室速以及用药过程中出现的病窦综合征,房室传导阻滞等。

为预防药物致心律失常作用的发生应严格掌握抗心律失常药物的适应证,对无器质性的心脏病的室性心律失常,经长期观察无血流动力学症状者不应抗心律失常治疗。对潜在致命性或致命性室性心律失常应积极治疗,包括纠正心力衰竭,心肌缺血和电解质紊乱等,但预后不良。对有可能发生致心律失常作用和心律失常猝死的患者,应最大程度限制使用抗心律失常药物。由于β受体阻滞剂是目前唯一被证实对心肌梗死后室性心律失常和死亡率有积极作用的抗心律失常药,有人建议心肌梗死患者应首选β受体阻滞剂,其次为胺碘酮,无效可分别依次试用Ⅰa、Ⅰc或仍无效可以Ⅰb类药物分别与上述药物联合应用或考虑非药物治疗。用药"个体化",根据病情慎重选择药物及剂量,防止不恰当的联合用药。用药过程中应密切监测血钾、血镁、血钙及血药浓度,常规监测心电图Q-T间期、QRS间期、P-R间期及心率与心律的改变。

致心律失常作用一经确定,应立即停用有关药物,注意纠正可能的诱发因素,心肌缺血、低氧血症、心功能不全等,低钾、低镁应迅速纠正。对症处理,缓慢性心律失常可给予阿托品或异丙基肾上腺素,无效应考虑安置人工心脏起搏器。尖端扭转型室速应用缩短Q-T间期的药物,如异丙肾上腺素和硫酸镁,但注意异丙肾上腺素对缺血性心脏病和先天性Q-T间期综合征属于禁用药,临时心脏起搏器对尖端扭转型室速效果肯定、安全。快速性室性心律失常如伴有明显血流动力学障碍应尽快电复律,并坚持持续人工心肺复苏,才可能挽救患者生命。

五、妊娠期间抗心律失常药物的选择

(一)妊娠期间药代动力学变化

妊娠期间影响药物浓度的主要因素如下。

(1)妊娠期间孕妇血容量增加,药物要达到治疗水平的血浆浓度就必须增加药物的负荷剂量。

(2)血浆浓度下降可减少药物-蛋白的结合,导致药物总浓度下降,而其游离的药物浓度不变。

(3)妊娠期间,随着心排血量的增加,伴随肾血流量增加,使肾脏的药物清除率上升。

(4)黄体酮的激活使肝脏的代谢增加,故也增加了某些药物的清除率。

(5)由于胃肠吸收发生变化,从而导致药物血浆浓度升高或降低。

妊娠期间没有任何药物是绝对安全的,所以应尽量避免药物治疗。但是,若药物治疗是必须的,则最好静脉治疗,这样可使药物迅速达到有效治疗浓度,妊娠期间使用抗心律失常药物的最大顾虑是药物的致畸作用。胚胎期间(即受精后的前8周)药物的致畸危险性最大,以后因胎儿的器官已基本形成,对胎儿的危险性也就降低了。

(二)妊娠期间抗心律失常药物的选择

1.Ⅰ类抗心律失常药物

奎尼丁、普鲁卡因胺、利多卡因、氟卡尼、普罗帕酮比较安全,苯妥英钠有致畸作用,故禁止在妊娠期间使用。

2.Ⅱ类抗心律失常药物

β受体阻滞剂可用于妊娠妇女,$β_1$受体阻滞剂(美多心安和阿替洛尔)更适合于妊娠期间使用。但有报告普萘洛尔可引起胎儿宫内生长迟缓、心动过缓、低血糖、呼吸暂停、高胆红素血症,并能增加子宫活力,有引起早产的可能,但与对照组比较差异无显著性。

3.Ⅲ类抗心律失常药物

索他洛尔比较安全;溴苄胺对胎儿的影响所知甚少;胺碘酮可引起胎儿甲低、生长迟缓和早产,故不宜使用。

4.Ⅳ类抗心律失常药物

维拉帕米已用于治疗母子室上速,但可引起母体或胎儿心动过缓,心脏传导阻滞,心肌收缩抑制和低血压,并可使子宫的血流量减少,故妊娠期间应尽量避免使用,尤其是在使用过腺苷的情况下。

5.其他药物

地高辛相当安全,腺苷也常用于母子室上速,其剂量为6～18 mg于0.5分钟内静脉注射。

六、各类抗快速性心律失常药物

(一)膜稳定剂

膜稳定剂亦称钠通道阻滞剂。主要作用抑制钠离子通道的开放,降低细胞膜对钠离子的通透性,使动作电位 V_{max} 降低,传导延缓,应激阈值增高,心房和心室肌的兴奋性降低,延长有效不应期,使 ERP/APD 比值增大,使舒张末期膜电位的负值更大,有利于折返激动的消除。通过阻滞 Na^+ 的 4 相回流,减慢几乎所有自律细胞的舒张期自动除极化速度,抑制细胞自律性而消除异位心律。

由于窦房结的正常起搏活动主要通过缓慢的内向钙离子流完成,因此大多不受Ⅰ类药物影响。

1.药理作用

对钠、钾离子通道同时具较强的抑制作用。其抑制钠通道开放的作用,可使快反应纤维的动作电位 V_{max} 减慢,异位起搏点细胞动作电位 4 相坡度减低;而由于钾离子通道的阻滞,使细胞复极化减慢,同时延长 ERP 和 APD,但在延长程度上 APD＜ERP,ERP／APD 比值增大,变单向阻滞为双向阻滞。对受损的或快反应心肌细胞部分除极引起的缓慢传导,Ⅰa 类药物的抑制作用更为明显,因而可使发生于缺血部位心肌的折返活动得到终止。另外,此类药物还可使房室附加通路(旁路)的不应期延长,传导速度减慢,抑制预激综合征合并的室上性心动过速,在预激综合征伴房扑或房颤时可减慢心室率。

由于钾离子通道的阻滞作用可使 APD 延长,导致 Q-T 间期延长,T 波增宽、低平,在某些敏感患者可能诱发尖端扭转型室性心动过速或多形性室性心动过速,最为严重的反应即为“奎尼丁晕厥”。

Ⅰa 类药物均可竞争性抑制毒蕈碱型胆碱受体,具有抗迷走神经和轻度的 α 受体阻滞作用,其电生理效应明显受其受体阻断作用影响。对于慢反应纤维,电生理作用微弱,抗胆碱作用较明显,尤其是在血药浓度较低时,可以引起窦性心动过速,促进房室传导,在房扑或房颤时增加心室率。当血药浓度达到稳态后,其对快反应纤维的电生理作用趋于优势,但其抗胆碱效应常成为临床不良反应的主要原因。

Ⅰa 类药物可抑制心肌收缩力,其作用以丙吡胺最强,奎尼丁次之,普鲁卡因胺只有轻度的抑制作用。对心功能损害的患者可引起左室舒张末压的明显升高和心排血量的降低,而导致严重的心力衰竭。只有 N-乙酰卡尼作用相反,具正性肌力作用。

Ⅰa 类药物对外周血管的作用并不一致,奎尼丁与普鲁卡因胺可抑制血管平滑肌,引起外周血管阻力降低,这种外周血管的扩张作用部分是由于 α 肾上腺素受体的阻断。外周血管阻力降低伴心排血量减少可使动脉压降低。丙吡胺对外周血管有直接收缩作用,可使外周血管阻力增加,尽管同样的心脏抑制作用使心排血量降低,但动脉血压仍可得到良好的维持。

2.临床应用

Ⅰa 类药物具有广谱的抗心律失常作用,可用于消除房性、交界性和室性期前收缩;转复和预防房扑、房颤;对许多包括预激综合征在内产生的室上性心动过速有效,在预激综合征并房扑或房颤时可减慢心室率;还可用于预防和终止室性心动过速。

根据 Hondeghem 的调节受体理论,Ⅰa 类药物与钠通道的结合与解离速率相对较为缓慢,因此药物与受体结合的动力状态的不同,决定了临床效应亦有所不同,奎尼丁主要阻滞激活状态的钠通道,结合于动作电位 0 位相,常作为转复房扑和房颤的药物,并用于复律后维持正常窦律。普鲁卡因胺、丙吡胺等对失活钠通道的亲和力最大,失活＞激活＞静息,对房性心律失常作用较弱,而主要用于治疗各种室性期前收缩和室性心动过速(在美国丙吡胺仅允许用于室性心律失常),可预防室速/室颤的发生,在急性心肌梗死患者疗效不亚于利多卡因;也可用于治疗预激综合征合并的心律失常,预防复发性房性心律失常,包括房颤电转复后的复发。

Ⅰa 类药物的禁忌证:Q-T 间期延长引起的室性心律失常,严重窦房结病变,房室传导阻滞,双束支或三束支室内传导阻滞,充血性心力衰竭和低血压,洋地黄中毒,高血钾,重症肌无力及妊娠期妇女。

3.不良反应与防治

Ⅰa 类药物的心脏毒性作用主要包括抑制心血管以及促心律失常作用。其负性肌力作用对于已有心功能损害的患者可能诱发或加重心力衰竭。外周血管舒张引起低血压常发生于静脉用药时,主要是过量和/或给药速度过快所致。对心肌传导的抑制可引起室内传导阻滞、心室复极明显延迟、室性心律失常,严重者出现尖端扭转型室性心动过速,可发展为室颤或心脏停搏,而导致患者晕厥或心律失常性猝死。其发生可能与低血钾、心功能不全或对药物敏感等因素有关,与剂量关系不明确。预防的方法是用药期间连续测定心电图的 QRS 时间和 Q-T 间期,若前者超过 140 毫秒或较用药前延长 25％,Q-T 间期或 QTC 超过 500 毫秒或较用药前延长 35％～50％时应停药。注意补钾、补镁。一旦发生尖端扭转型室性心动过速应立即进行心肺复苏处理,静脉应用异丙基肾上腺素、阿托品、硫酸镁、氯化钾治疗,持续发作者可临时心脏起搏或电复律治疗。

治疗剂量时最常见的不良反应是胃肠道反应(腹泻、恶心、呕吐等)和神经系统症状(头晕、头痛等),个别患者可有皮疹、血小板计数减少、白细胞计数减少、低血糖、肝功能损害等。

(二)β受体阻滞剂

β受体阻滞剂的出现是近 30 多年来药理学的一大进展,迄今已有 20 余种,且新品还在不断研制成功。此类药物通过竞争性阻断心脏 β肾上腺素受体,抑制外源性及内源性交感胺(儿茶酚胺)对心脏的影响而间接发挥抗心律失常作用。其共同的药理特征是通过抑制腺苷酸环化酶的激活,抑制了钙离子通道的开放,使心肌细胞,尤其是慢反应细胞 4 相自动除极化速率降低,V_{max}减慢,激动的传导减慢,缩短或不改变 APD,相应延长 ERP(尤其是房室结),使 ERP/APD 比值增加,所以能消除因自律性增高和折返激动所致的室上性及室性心律失常,抑制窦性节律和房室结传导。由于此作用是通过竞争性阻滞出现的,因此用药期间安静状态下窦性心律无明显下降,只有当交感神经明显兴奋如运动和紧张状态,窦性心律的升高才被抑制。对希-浦系统及心室肌的不应期及传导性影响不大,但在长期用药、大剂量或缺血缺氧状态下可使之有意义的延长及减慢,明显的提高心室致颤阈值。其中的某些药物尚具有直接膜抑制性,但需要较高的浓度才可出现,在抗心律失常作用中可能具有一定的临床意义。心脏选择性、内源性拟交感活性对抗心律失常作用意义不大。唯一的一个例外是索他洛尔,它具有抑制复极化、延长动作电位时程的作用,已归于Ⅲ类抗心律失常药物范围。

β 受体阻滞剂还具有抑制心肌收缩力,降低心肌耗氧量作用,常用于治疗心绞痛和高血压。

作为抗心律失常药物,β 受体阻滞剂适用于下列情况:①不适当的窦性心动过速;②情绪激动或运动引起的阵发性房性心动过速;③运动诱发的室性心律失常;④甲状腺功能亢进和嗜铬细胞瘤引起的心律失常;⑤遗传性 Q-T 间期延长综合征;⑥二尖瓣脱垂或肥厚性心肌病引起的快速性心律失常;⑦心房扑动,心房颤动时用以减慢心室率。另外,β 受体阻滞剂特别适用于高血压、劳累性心绞痛和心肌梗死后患者的心律失常。虽然 β 受体阻滞剂抑制心室异位活动的作用较弱,近期效果不如其他抗心律失常药,但经过几个大系列的临床试验,发现其不良反应少,几乎没有致心律失常作用,特别是它可明确的减少心肌梗死后心律失常事件、缺血事件的发生率和死亡率,是目前确认的可降低急性心肌梗死存活者猝死率的抗心律失常药,因此若无禁忌证,可广泛应用。但需注意长期用药不可突然停药以避免发生突然停药综合征。

β 受体阻滞剂禁用于:①缓慢性心律失常如严重窦性心动过缓、窦房传导阻滞、窦性静止、慢快综合征和高度房室传导阻滞;②心源性休克;③非选择性药物如普萘洛尔禁用于支气管哮喘;④重度糖尿病、肾功能不全患者应慎用;⑤慢性充血性心力衰竭与低血压不是 β 受体阻滞剂的禁忌证,但应用宜谨慎。

常用 β 受体阻滞剂的用法用量如下。

普萘洛尔 10～20 mg,3～4 次/天。

美托洛尔 12.5～100 mg，2 次/天，静脉注射总量 0.15 mg/kg，分次注射。

阿替洛尔 12.5～200 mg，1 次/天。静脉注射 2.5 毫克/次，总量＜10 mg。

比索洛尔 2.5～20 mg，1 次/天。

醋丁洛尔 100～600 mg，2 次/天。

噻吗洛尔 5～10 mg，2 次/天，可增至 40 mg/d。

吲哚洛尔 5～10 mg，2～3 次/天，最大量 60 mg/d。

氧烯洛尔 40～80 mg，2～3 次/天，最大量 480 mg/d。

阿普洛尔 25～50 mg，3 次/天。最大量 400 mg/d。静脉注射 5 毫克/次，注射速度＜1 mg/min。

艾司洛尔：负荷量 0.5 mg/kg，1 分钟内静脉注射，继以每分钟 50 μg/kg 滴注维持，无效 5 分钟后重复负荷量，并将维持量增加 50 μg。最大维持量 200 μg/(kg·min)，连续应用不超过48 小时。

氟司洛尔：静脉注射每分钟 5～10 μg/kg 体重。

（三）延长动作电位时程药物

1.药理作用

延长动作电位时程药又称复极化抑制药，对钾、钠和钙离子通道均有一定抑制作用，对电压依赖性钾离子通道的抑制作用最强。主要通过对延迟整流钾离子流 I_k（平台期外向钾流）的阻滞作用，可使 2 相平台期延长，动作电位时程延长，同时 ERP 也随心肌复极过程的受抑制而延长，尤其是原来 APD 较短的组织延长更为明显，从而使心肌细胞间的不应期差异缩小，动作电位趋于一致，有利于消除折返性心律失常。该类药物对房室旁路组织的作用更强，无论前传逆传都受到抑制，临床上常作为预激综合征的治疗用药。该类药物还可提高心室致颤阈值，预防恶性室性心律失常转为心室颤动或猝死。另外，该类药物往往兼有其他的作用效应，如胺碘酮同时具有 Ⅰ、Ⅱ、Ⅲ、Ⅳ 类药物作用特点，另一药物索他洛尔兼有 Ⅱ、Ⅲ 类抗心律失常药作用特点。而溴苄胺的突出特点是提高心室致颤阈而具有化学性除颤作用，它对交感神经具双重作用。

Ⅲ类药物对血流动力学的影响不尽一致。胺碘酮对血管平滑肌有特异性松弛作用，大剂量静脉注射时有负性肌力作用，口服剂量对心功能无明显影响。索他洛尔兼有 β 受体阻滞剂的作用，但有轻度的正性肌力作用，可能由于动作电位延长、钙内流时间增加，胞质内钙增高所致。溴苄胺亦可增加心肌收缩力，但对心肌梗死患者可导致心肌耗氧增加而加重心肌缺血，其对交感神经的双重作用可能导致暂时的血压升高，但以延迟出现的低血压更为常见，对心排血量及肺毛细血管楔压并无明显影响。

2.临床应用

Ⅲ类药物属于广谱抗心律失常药物,是迄今认为最有效的抗心律失常药,对预防致命性室速、室颤、复发性心房扑动、心房颤动、阵发性室上性心动过速以及预激综合征伴发的心律失常均高度有效。CAST试验显示Ⅰ类药物用于心肌梗死后患者,非但没有降低死亡率,相反还增加了死亡的危险性。多项临床药物研究均显示Ⅲ类药物可使心肌梗死后猝死率降低。

Ⅲ类药物的禁忌证:显著心动过缓、心脏传导阻滞、Q-T延长综合征、低血压、心源性休克患者禁用。另外,甲状腺功能障碍及碘过敏患者禁用胺碘酮。

3.不良反应与防治

Ⅲ类药物的不良反应,与剂量大小及用药时间长短成正比。窦性心动过缓很常见,窦房传导阻滞、房室传导阻滞亦有发生。索他洛尔由于具有相反的频率依赖性,当心动过缓时,APD的延长更明显,因此比较容易引起尖端扭转型室速。Ⅲ类药物静脉注射过快可导致低血压,加重心力衰竭相对罕见。

Ⅲ类药物的心外不良反应主要为消化道症状(如恶心、便秘、口干、腹胀、食欲缺乏、肝损害、肝大等)和中枢神经系统反应(头痛、头晕、乏力等)。

(四)钙通道阻滞剂

这一类药品种繁多,达几十种,主要用于抗高血压等。用于抗心律失常的钙通道阻滞剂主要包括苯烷基胺类如维拉帕米、苯噻氮䓬类如地尔硫䓬,以及苄普地尔,它们能选择性阻滞细胞膜L型通道,防止细胞外钙离子进入细胞内,阻止细胞内储存的钙离子释放。因为慢反应细胞的电生理活动主要依赖缓慢内向的Ca^{2+}流,因而它们的电生理作用表现为抑制窦房结、房室结,降低4相自动除极斜率,升高除极阈值,使窦房结的自律性下降,心率减慢(这一作用可因外围血管扩张,血压下降,交感神经张力反射性升高而抵消)。抑制V_{max},减慢冲动的传导,延长房室结有效不应期,变单向阻滞为双向阻滞,从而终止折返激动,但对房室旁路无明显抑制作用。抑制触发激动,阻断早期后除极的除极电流,减轻延迟后除极的细胞内钙超负荷,对部分由于触发激动而产生的室性心律失常有效。当心房肌因缺血等致膜电位降低而转变为慢反应细胞时,钙通道阻滞剂亦有一定疗效。苄普地尔对房室旁路有抑制作用,同时具有膜稳定作用,尚可抑制钾外流而延长动作电位时程及不应期,因而抗心律失常作用较强。

钙通道阻滞剂还具有扩张外周血管及冠状动脉,抑制心肌收缩力的作用,可用于降血压及冠心病心绞痛(尤其是变异性心绞痛)的治疗,但可能会使心力衰竭加重。

钙通道阻滞剂主要用于室上性心律失常,终止房室结折返所致的阵发性室上性心动过速极为有效,对预激综合征合并的无 QRS 波群增宽的室上性心动过速亦有较好疗效。对房性和交界性期前收缩有一定效果。对心房扑动和心房颤动可减慢心室率,但复律的可能性较小。对触发活动导致的室性心律失常,如急性心肌梗死、运动诱发的室性心律失常,分支型室性心动过速(无心脏病证据,发作时心电图呈右束支传导阻滞合并电轴左偏图形,或呈左束支传导阻滞伴电轴右偏或左偏),维拉帕米静脉注射可取得理想效果。地尔硫䓬则认为对迟发后除极引起的室性心律失常有效,尤其是心肌缺血引起者。对大多数折返机制引起的室性心律失常,钙通道阻滞剂无效甚至有害(苄普地尔除外)。

钙通道阻滞剂的禁忌证:病态窦房结综合征、Ⅱ度或Ⅲ度房室传导阻滞,心力衰竭、心源性休克患者忌用。预激综合征合并房扑、房颤时,由于钙通道阻滞剂仅抑制房室结传导而不影响旁路的传导,从而使更多的心房激动经旁路传入心室导致心室率增加,患者血流动力学状态恶化,甚至诱发心室颤动,因此应属禁忌。

常用钙通道阻滞剂的用法用量如下。

维拉帕米:40～120 mg,3 次/天,可增至 240～320 mg/d。缓释剂 240 mg,1～2 次/天。最大剂量 480 mg/d。静脉注射 5～10 毫克/次,缓慢注射,必要时 15 分钟后可重复 5 mg,静脉注射。

地尔硫䓬:30～90 毫克/次,3 次/天。静脉注射 0.25～0.35 mg/kg,稀释后缓慢注射,随后 5～15 mg/h 静脉滴注维持,静脉应用过程中应监测血压。

(五)其他药物

1.洋地黄类

洋地黄类药物的品种繁多,历史久远,其药理作用与临床应用见"强心苷"节,对心律失常的治疗作用主要源自其电生理效应和拟自主神经作用,治疗剂量的洋地黄可增强迷走神经张力和心肌对乙酰胆碱的敏感性,降低窦房结自律性,降低心房肌应激性,缩短心房肌的不应期,而延长房室结细胞的有效不应期,减慢房室传导(延长 A-H 间期);缩短房室旁路的有效不应期增加其传导;降低浦肯野细胞和心室肌细胞膜钾离子通透性,延长复极时间。大剂量可刺激交感神经、释放心源性儿茶酚胺使窦房结以下起搏点自律性明显增强,浦肯野纤维及心室肌细胞膜钾离子通透性增加,复极加快,舒张期除极坡度变陡,后电位振荡幅度增大,而诱发异位性心律失常。

洋地黄适用于阵发性室上性心动过速,快速室率的心房颤动或扑动以及心力衰竭所致的各种快速性心律失常。

由于洋地黄可使房室旁路的传导增快,因此禁用于预激综合征伴发的室上性心动过速、房颤或房扑。洋地黄还禁用于病窦综合征、Ⅱ～Ⅲ度房室传导阻滞、室性心动过速和肥厚型梗阻性心肌病等。

常用洋地黄的用法用量如下。

毛花苷 C:0.4～0.8 mg,静脉注射,必要时 2～4 小时后重复注射 0.2～0.4 mg。24 小时不超过 1.2 mg。

地高辛:0.25 mg,1～2 次/天,维持量 0.125～0.25 mg/d。

甲基地高辛:负荷量 0.9 mg,分 2～3 天服用,维持量 0.1～0.2 mg/d。

2.硫酸镁

镁是人体中仅次于钾、钠、钙位居第 4 位的阳离子,是细胞内仅次于钾的重要阳离子。可激活各种酶系,参与体内多种代谢过程,是心肌细胞膜上 Na^+,K^+-ATD 酶的激活剂,具有阻断钾、钙离子通道,保持细胞内钾含量、减少钙流作用。对心肌细胞的直接电生理作用是抑制窦房结自律性和传导性,抑制房内、室内及房室结的传导性,抑制折返和触发活动引起的心律失常。镁对交感神经有阻滞作用,可提高室颤、室性期前收缩阈值,有利于控制异位心律。

镁制剂对洋地黄中毒引起的快速性心律失常及尖端扭转型室性心动过速疗效甚好,有人认为尖端扭转型室速可首选硫酸镁。对房扑和房颤可部分转复,对各种抗心律失常药物疗效不佳的顽固性室性期前收缩可能有效,对原有低镁血症者疗效更佳。

镁制剂禁用于肾功能不全、高镁血症、昏迷和呼吸循环中枢抑制的患者。

临床常用的镁制剂为硫酸镁,一般采用 10%～20%硫酸镁 20 mL 稀释 1 倍后缓慢注射,以后 2～3 g/d 静脉滴注,连用几天。

镁盐使用过量可致中毒,引起血压下降,严重者导致呼吸抑制、麻痹、甚至死亡。钙剂是镁中毒的拮抗剂,可对抗镁引起的呼吸、循环抑制。用法:10%葡萄糖酸钙或氯化钙 10 mL,稀释后静脉注射。

七、治疗缓慢性心律失常药物

(一)抗胆碱能药物

抗胆碱能药物阻断 M 型胆碱反应,消除迷走神经对心脏抑制作用,缩短窦房结恢复时间,改善心房内和房室间传导,从而使心率增加,适用于迷走神经兴奋性增高所致的窦性心动过缓、窦性静止、窦房传导阻滞和房室传导阻滞以及 Q-T 间期延长所伴随的室性心律失常。

用药方法:阿托品 0.3～0.6 mg,口服,3 次/天;1 mg,皮下或静脉注射。山莨菪碱 5～10 mg,口服,3 次/天;10～20 mg,静脉注射或静脉滴注。溴丙胺太林 10～30 mg,口服,3 次/天。

(二)β 受体兴奋剂

β 受体兴奋剂增强心肌收缩力,加快心率和房室传导,增加心排血量,降低周围血管阻力。此外尚有扩张支气管平滑肌作用。适用于窦房结功能低下所致的缓慢性心律失常如窦性心动过缓、窦性静止、窦房传导阻滞及房室传导阻滞。其中异丙肾上腺素兴奋心脏作用强烈,可消除复极不匀,促使延长的 Q-T 间期恢复,还可用于治疗缓慢室性心律失常和 Q-T 延长引起的尖端扭转性室性心动过速。沙丁胺醇的心脏兴奋作用较弱,仅为异丙肾上腺素的 1/7～1/10,而作用时间较长,宜于口服。

用药方法:异丙肾上腺素 1～2 mg 入液静脉滴注,滴速 1～3 μg/min;10 mg 吞下含化,3～4 次/天。沙丁胺醇 2.4 mg,口服,3～4 次/天。

(三)糖皮质激素

糖皮质激素具有抑制炎症反应,减轻局部炎症水肿的作用;故临床上常用于治疗急性病窦综合征、急性房室传导阻滞等。常用药物有地塞米松:10～20 mg 加入液体中静脉注射,一天 1～2 次。首次最大剂量可用至 80 mg。连用不应超过 7 天,否则应逐渐减量,缓慢停药。亦可给予相当剂量的氢化可的松静脉滴注或泼尼松口服。

第二节 抗 休 克 药

一、概述

休克是由各种有害因素的强烈侵袭作用于机体内而导致的急性循环功能不全综合征,临床主要表现为微循环障碍、组织和脏器灌注不足以及由此而引起的细胞和器官缺血、缺氧、代谢障碍和功能损害。如不及时、不恰当地进行抢救,休克可逐渐发展到不可逆阶段甚至引发死亡。因此,临床必须采取紧急措施进行处理。近年来,随着研究的逐渐深入,对休克复杂的病理生理过程的认识不断提高,尤其是休克病程中众多的体液因子,包括神经递质和体内活性物质、炎症介质及细胞因子等在休克发生发展中作用的确立,使休克的治疗水平跃上了一个崭新的台阶。如今,对休克的治疗已不再单纯局限于改善血流动力学的处理,而是以稳定血压为主、全面兼顾的综合治疗措施。

(一)休克的病理生理与发病机制

休克的发生机制较为复杂,不同原因引起的休克其病理生理变化也不尽一致。然而,无论休克的病因如何,在休克初期均可因心排血量减少、循环血量不足或血管扩张而出现血压降低。于是,机体迅速启动交感肾上腺素能神经系统的应激反应,使体内儿茶酚胺分泌急剧增加而引起细小动、静脉和毛细血管前后括肌痉挛,周围血管阻力增加并促进动静脉短路开放。此外,肾素-血管紧张素-醛固酮系统的兴奋、抗利尿激素分泌增多以及局部缩血管物质的产生,均有助于血压和循环血量的维持以及血流在体内的重新分配,以保证重要脏器供血(此阶段常被冠之为"微循环痉挛期",也称之为"休克代偿期")。若初期情况未能及时纠治,则微循环处于严重低灌注状态,此时,组织中糖的无氧酵解增强,乳酸等酸性代谢产物堆积而引起酸中毒。微动脉和毛细血管前括肌对酸性代谢产物刺激较为敏感呈舒张效应,而微静脉和毛细血管后括肌则对酸性环境耐受性强而仍呈持续性收缩状态,因而毛细血管网开放增加,大量体液淤滞在微循环内,使有效循环血量锐减。随着组织细胞缺血、缺氧的加重,微血管周围的肥大细胞释放组胺增加,ATP 分解产物腺苷以及从细胞内释放出的 K^+ 也增加,机体应激时尚可产生内源性阿片样物质(如内啡肽),这些物质均有血管扩张作用,可使毛细血管通透性增大,加之毛细血管内静水压显著增高,大量体液可渗入组织间隙,由此引起血液流变性能改变;此外,革兰阴性杆菌感染释放内毒素以及机体各种代谢产物也加剧细胞和组织损伤、加重器官功能障碍(此阶段常被冠之为"微循环淤滞期",也称之为"休克进展期")。若此时休克仍未获治疗则继续发展进入晚期,由于持续组织缺氧和体液渗出,可使血液浓缩和黏滞性增高;酸性代谢产物和体液因素,如各种血小板因子激活、血栓素 A_2 释放,均可使血小板和红细胞易于聚集形成微血栓;肠、胰及肝脏的严重缺血可导致休克因子(如心肌抑制因子)的释放,进而加剧组织和器官结构及功能的损伤。此外,损伤的血管内皮细胞使内皮下胶原纤维暴露,进而可激活内源性凝血系统而引起弥散性血管内凝血(DIC),使休克更趋恶化、进入到不可逆阶段(此期被冠之为"微循环衰竭期",也称之为"休克难治期"）。

总之，休克是致病因子侵袭与机体内在反应相互作用的结果，机体在抵御这些侵害因素并作出调整、代偿和应激反应的过程中，常常伴发一系列的病理生理变化，同时，在这些病理生理过程中相随产生和释放的许多血管活性物质、炎症介质、休克因子等又反过来作用于机体，进一步加剧循环障碍及组织、器官功能损害，使休克进入恶性循环，这就是休克的发生机制。

（二）休克的治疗原则

1. 一般治疗

（1）患者应置于光线充足、温度适宜的房间，尤其冬季病房内必须温暖，或在患者两腋下及足部放置热水袋，但要注意避免烫伤，急性心肌梗死患者应尽可能在冠心病监护病房（CCU）内监测，保持安静并避免搬动。

（2）除气喘或不能平卧者外，应使患者处于平卧位并去掉枕头，以利于脑部供血。

（3）给氧，可低流量鼻导管给氧，或酌情采用面罩吸氧。

（4）镇痛，尤其是急性心肌梗死或严重创伤等并发剧烈疼痛引起休克时应注意止痛，一般可用吗啡5～10 mg或哌替啶50～100 mg肌内注射，必要时可给予冬眠疗法。

（5）昏迷、病情持续时间较长或不能进食的重症患者最好尽早插入胃管，给予清淡饮食或混合奶，能由胃管给药的尽量从胃管给药，为防止呕吐，可给予甲氧氯普胺、吗丁啉或西沙必利。这样，不仅能使患者自然吸收代谢，有利于水电解质平衡，增加患者营养，减低因大量静脉输液而给心脏带来过度负荷以防心力衰竭，同时对保持肺部清晰、预防肺部感染、防止呼吸衰竭也有一定好处。另外，通过胃管给清淡饮食将胃酸或胃肠道消化液冲淡或稀释，对预防消化道应激性溃疡或消化道糜烂以及消化道大出血也有裨益。

2. 特殊治疗

某些重要脏器的功能障碍或衰竭，往往成为休克的始动因素或其发展过程中的关键环节，在休克的治疗中，借助于某些特殊方法或在药物治疗难以奏效时将这些方法应用于休克，可能会起到令人满意的治疗效果。这些特殊治疗如下。

（1）机械辅助通气：机械通气给氧并不适于一般的休克患者，因使用机械通气，尤其是应用呼气末正压（PEEP）及持续气道正压（CPAP）时，由于胸腔压力增加，可明显减少回心血量及肺循环血量，从而可能加剧休克和缺氧。但若二氧化碳潴留及缺氧明显，出现顽固性低氧血症（如 ARDS）以及由于中毒或药物作用出现呼吸抑制时,则应果断建立人工气道,进行机械通气。应用人工气道时要注意清洁口腔、固定插管、防止管道及气囊压迫造成黏膜损伤,合理选择通气模式及正确调控参数,并做好呼吸道湿化、及时吸除呼吸道分泌物及定时更换或消毒机器管道、插管、气管套管、雾化器等,以防止交叉感染。

(2)机械性辅助循环:对心源性休克或严重休克继发心功能衰竭者,可应用主动脉内气囊反向搏动术(Intra-aortic ballon counterpulsation therapy,IABP)、左室或双室辅助循环,以帮助患者渡过难关、赢得时间治疗疾病。

(3)溶栓及心脏介入性治疗:对急性心肌梗死并心源性休克者尽早行溶栓或经皮冠脉腔内成形术(PTCA)开通闭塞血管、挽救濒死心肌、改善心脏功能,新近应用证明已取得显著效果;单纯二尖瓣狭窄导致急性肺水肿、心源性休克时,可急诊行经皮球囊二尖瓣扩张术(PBMV);若明确心源性休克由心脏压塞引起时应立即行心包穿刺抽液。

(4)血液净化疗法:休克并发肾衰竭时,除药物治疗外,可采用腹膜透析来纠正肾衰竭。

(5)手术治疗:外科疾病导致的感染性休克,如化脓性胆管炎、肠梗阻、急性胃肠穿孔所致的腹膜炎、深部脓肿等,必须争取尽早手术。出血性休克患者,在经药物治疗难以止血时也应尽快手术;心源性休克由急性心肌梗死、心脏压塞或二尖瓣狭窄引起者,一旦介入性治疗失败或不能介入治疗解决时,宜迅速行冠脉搭桥术(CABG)、心包切开术或二尖瓣闭式分离术。

3.药物治疗

药物治疗是休克处理中比较关键的措施之一,针对不同的休克类型及具体情况选择用药,及时祛除病因,维持适宜的血压水平,在提高血压水平的同时维持好末梢循环,注意保持水、电解质及酸碱平衡,保证心、脑和肾等重要脏器的供血并预防DIC和多器官功能衰竭,这是各型休克药物治疗的共同原则,具体治疗措施有以下几项。

(1)祛除病因和预防感染:休克发生后,针对病因及时用药可以阻止休克发展甚或使休克逆转,如失血性休克的止血、止痛,感染性休克的抗感染治疗,过敏性休克的抗过敏等。应该指出,抗生素不仅适用于感染性休克,其他休克患者也应选用适当的抗生素预防感染,尤其是病情较重或病程较长者,在选药中必须注意选择不良反应小、对肾脏无明显影响的抗生素,一般可选用哌拉西林 2～4 g 静脉滴注,一天2次,也可选用其他抗生素。感染性休克则应根据不同的感染原进行抗感染治疗。

（2）提高组织灌流量、改善微循环。

补充血容量：低血容量性休克存在严重的循环血量减少，其他各型休克也程度不同地存有血容量不足问题，这是因为休克患者不仅向体外丢失液体，毛细血管内淤滞和向组织间隙渗出也使体液在体内大量分流，若不在短期内输液，则循环血量难以维持。因而，各型休克均需补充循环血量，心源性休克在补充液体时虽顾虑有加重心脏负荷的可能，但也不能列为补液的禁忌。有条件者最好监测CVP 和 PCWP 指导补液。一般来说，CVP＜0.4 kPa 或 PCWP＜1.06 kPa（8 mmHg）时，表明液量不足；CVP 在 0.3～0.9 kPa 时可大胆补液，PCWP＜2.0 kPa（15 mmHg）时补液较为安全；但当 PCWP 达2.0～2.4 kPa（15～18 mmHg）时补液宜慎重，若 CVP＞1.5 kPa、PCWP＞2.7 kPa（20 mmHg）时应禁忌补液。无条件监测血流动力学指标时，可根据患者临床表现酌情补液，若患者感口渴或口唇干燥、皮肤无弹性、尿量少、两下肢不肿，说明液体量不足，应给予等渗液；若上述情况好转，且两肺部出现湿性啰音和/或两小腿水肿，表明患者体内水过多，宜及时给予利尿剂或高渗液，或暂停补液观察，切忌输入等渗或低渗液体。

合理应用血管活性药物：血管活性药物有稳定血压、提高组织灌注、改善微循环血流及增加重要脏器供血作用，包括缩血管药和扩血管药。在实际应用过程中，应注意以下两点：①血管活性药物的浓度不同，作用迥异，应予密切监测，并适时适度调整。例如，血管收缩药去甲肾上腺素及多巴胺高浓度静脉滴注时常引起血管强烈收缩，而低浓度时则可使心排血量增加、外周血管阻力降低。根据多年的临床经验，去甲肾上腺素应低浓度静脉滴注，以防血管剧烈收缩、加剧微循环障碍和肾脏缺血，诱发或加剧心肾功能不全。②血管收缩药与血管扩张药虽作用相反，但在一定条件下又可能是相辅相成的，两者适度联用已广泛用于休克的治疗。多年的临床实践经验证明，单用血管收缩药或血管扩张药疗效不佳以及短时难以明确休克类型和微循环状况的患者，先后或同时应用两类药物往往能取得较好效果。

纠正酸中毒、维持水电平衡：酸中毒是微循环障碍恶化的重要原因之一，纠正酸中毒可保护细胞、防止 DIC 的发生和发展。碱性药物可增强心肌收缩力、提高血管壁张力及增加机体对血管活性药物的反应。扩容时应一并纠正酸中毒。常用碱性药物为 5% 碳酸氢钠，一般每次静脉滴注 150～250 mL，或根据二氧化碳结合力和碱剩余（BE）计算用量，先给 1/3～1/2，其余留待机体自身调整，过量则损害细胞供氧、对机体有害无益。此外，尚应注意水电平衡、防止电解质紊乱。

应用细胞保护剂:除糖皮质激素外,细胞保护剂尚包括自由基清除剂、能量合剂、莨菪碱等。其中,莨菪类药物(尤其是山莨菪碱)对感染性休克具有多方面保护作用,可提高细胞对缺氧的耐受性、稳定溶酶体膜、抑制血栓素 A_2 生成及血小板、白细胞聚集等,宜早期足量应用。辅酶 A、细胞色素 C、极化液等可为组织和细胞代谢提供能量,对休克有一定疗效。自由基清除剂也已用于休克治疗,其疗效尚待评价。

纠正 DIC:DIC 一旦确立,应及早给予肝素治疗。肝素用量为 0.5～1.0 mg/kg静脉滴注,每 4～6 小时一次,保持凝血酶原时间延长至对照的 1.5～2.0 倍,DIC 完全控制后可停药。感染性休克患者,早期应用山莨菪碱有助于防治 DIC。此外,预防性治疗 DIC 尚可给予潘生丁 25 mg,每天 3 次;或阿司匹林肠溶片 300 mg,每天 1 次;或华法林 2.5 mg,每天 2 次;或噻氯匹定250 mg,每天 1～2 次。如果出现纤溶亢进时,应加用抗纤溶药物治疗。

(3)防治多器官功能衰竭:休克时如出现器官功能衰竭,除了采取一般治疗措施外,尚应针对不同的器官衰竭采取相应措施,如出现心力衰竭时,除停止或减慢补液外,尚应给予强心、利尿和扩血管药物治疗;如发生急性肾功能不全,则可采用利尿甚或透析治疗;如出现呼吸衰竭时,则应给氧或呼吸兴奋剂,必要时使用呼吸机,以改善肺通气功能;休克合并脑水肿时,则应给予脱水、激素及脑细胞保护剂等措施。

二、抗休克药物分类

抗休克药物是指对休克具有防治作用的许多药物的共称,过去常单纯指血管活性药物。所谓血管活性药物,可概括地分为收缩血管抗休克药(血管收缩剂)和舒张血管抗休克药(血管扩张剂)。目前,休克治疗中除选择性使用上述两类药物外,还常应用强心药物、糖皮质激素、阿片受体阻滞剂等,此外,还有一些药物已试用于临床,初步结果表明效果良好,有的尚处于实验阶段、或疗效不能肯定,距离临床仍有一段距离。

三、舒张血管抗休克药

(一)血管扩张药的抗休克作用

(1)扩张阻力血管和容量血管,使血管总外围阻力及升高的中心静脉压下降,心肌功能改善,心搏量及心脏指数增加,血压回升。

(2)可扩张微动脉、解除微循环痉挛,使血液重新流入真毛细血管,增加组织血流供应、减轻细胞缺氧、改善细胞功能,使细胞代谢障碍及酸血症的情况好转。

（3）促进外渗的血浆逆转至血管内，有助于恢复血容量，改善肺水肿，脑水肿及肾脏功能。

（4）使毛细血管内血流灌注量增加，流速增快，血液淤滞解除，血浆外渗减少，且代谢及酸血症状改善。从而使休克时血液浓缩，红细胞凝聚的现象得以纠正，有助于防治 DIC。

（二）血管扩张药的应用指征

（1）冷休克或休克的微血管痉挛期，常有交感神经过度兴奋，体内儿茶酚胺释放过多，毛细血管中的血流减少，组织缺血缺氧。临床表现为皮肤苍白、四肢厥冷、发绀、脉压低、脉细、眼底小动脉痉挛、少尿甚至无尿。

（2）补充血容量后，中心静脉压已达到正常值或升高至 1.47 kPa，无心功能不全的临床表现，且动脉血压仍持续低下，提示有微血管痉挛。

（3）休克并发心力衰竭、肺水肿、脑水肿、急性肾功能不全或发生 DIC 者。

（三）血管扩张药的应用注意事项

（1）用药前必须补足血容量，用药后血管扩张，血容量不足可能再现，此时应再补液。

（2）血管扩张后淤积于毛细血管床的酸性代谢物可较大量地进入体循环，导致 pH 明显下降，应予补碱，适当静脉滴注碳酸氢钠注射液。

（3）用药过程中，应密切注意药物的不良反应，并注意纠正电解质紊乱。

（4）用药过程中如出现心力衰竭，可给予毛花苷 C 0.4 mg，以 25% 葡萄糖注射液 20 mL 稀释后缓慢静脉注射。

（5）如用药后疗效不明显或病情恶化，应及时换用其他药物治疗。

四、血管收缩药

（一）血管收缩药的应用指征

（1）休克早期，限于条件无法补足血容量，而又需维持一定的血压，以提高心、脑血管灌注压力，增加其血流量。

（2）已用过血管扩张药，并采取了其他治疗措施而休克未见好转。

（3）由于广泛的血管扩张，血管容积和血容量间不相适应，全身有效循环血量急剧降低，血压下降，如神经源性休克和过敏性休克。

（二）血管收缩药在各类休克中选择应用

（1）低血容量休克早期，一般不宜应用血管收缩药。但在一些紧急情况下，由于血压急剧下降,而有明显的心、脑动脉血流量不足或伴有心、脑动脉硬化时,在尚未确立有效的纠正休克的措施之前,可应用小剂量血管收缩药如间羟胺或去甲肾上腺素,以提高冠状动脉和脑动脉灌注压,防止因严重供血不足而危及生命。但此仅为一种临时紧急措施,不能依靠其维持血压,否则弊多利少。

(2)心源性休克时,心肌收缩力减弱,心排血量下降,全身有效循环血量减少。小剂量血管收缩药(间羟胺或去甲肾上腺素)对低阻抗型心源性休克,可避免外周阻力过度下降,且能使心排血量增高。但收缩压升至 12.0 kPa 以上,心排血量将降低。因此,收缩压必须控制在 12.0 kPa。对高阻抗型的心源性休克,可并用酚妥拉明治疗。

(3)对感染性休克使用血管收缩药,应注意以下几点:①应在积极控制感染、补充血容量、纠正酸中毒及维持心、脑、肾和肺等主要器官功能的综合治疗基础上适当选用;②除早期轻度休克或高排低阻型休克可单独应用外,凡中、晚期休克或低排高阻型休克,宜采用血管扩张药或将血管收缩药与血管扩张药并用;③血管收缩药单独应用时宜首选间羟胺,但也可以用去甲肾上腺素,两者的剂量均不宜大,以既能维持一定的血压又不使外周阻力过度上升并能保持一定尿量的最低剂量为宜;④血压升高不宜过度,宜将收缩压维持在 12.0～13.3 kPa(指原无高血压者),脉压维持在 2.7～4.0 kPa;⑤当病情明显改善,血压稳定在满意水平持续 6 小时以上,应逐渐减量(可逐渐减慢滴速或逐渐减低药物浓度),不可骤停。

(4)神经源性休克与过敏性休克时,由于小动脉扩张,外周阻力降低,血压下降。给予血管收缩药可得到很好的疗效。神经源性休克可选用间羟胺或去甲肾上腺素,过敏性休克应首选肾上腺素。由于这两类休克均有相对血容量不足,所以同时补充血容量是十分必要的。

五、阿片受体阻滞剂

随着神经内分泌学的发展及对休克病理生理研究的不断深入,内源性阿片样物质在休克发病中的作用愈来愈受到重视。内源性阿片样物质包括内啡肽和脑啡肽等,前者广泛存在于脑、交感神经节、肾上腺髓质和消化道,休克时其在脑组织及血液内含量迅速增多,作用于 u、k 受体,可产生心血管抑制作用,表现为心肌收缩力减弱,心率减慢、血管扩张和血压下降,进而使微循环淤血加剧,因此,内啡肽已被列为一类新的休克因子。1978 年,Holoday 和 Faden 首次报道阿片受体阻滞剂——纳洛酮治疗内毒素性休克取得较好疗效,其后,Gullo 等

（1983 年)将纳洛酮应用于经输液、拟交感胺药物及激素治疗无效的过敏性休克患者也获得显著效果,使纳洛酮已成为休克治疗中重要而应用广泛的药物之一。

（一)治疗学

1.药理作用

阻断内源性阿片肽与中枢和外周组织阿片受体的结合,抑制脑垂体释放前阿皮素和外周组织释放阿片肽。

拮抗内源性阿片肽与心脏阿片受体的直接结合,逆转内阿片肽对心脏的抑制作用,加强心肌收缩力、增加心排血量,提高动脉压及组织灌注,改善休克的血流动力学。

明显改善休克时的细胞代谢,预防代谢性酸中毒,对休克伴发的电解质紊乱（如高血钾)有调节作用、纠正细胞缺血缺氧。

通过稳定组织细胞的溶酶体膜、抑制中性粒细胞释放超氧自由基对组织的脂氧化损伤,从细胞水平上发挥抗休克作用。

纠正微循环紊乱、降低血液黏度,改善休克时细胞内低氧和膜电位,促进胞内 cAMP 增多,有利于心肌细胞的能量代谢。

纳洛酮通过上述机制逆转了 β 内啡肽大量释放产生的低血压效应,并防止低血容量和休克所致的肾功能衰退,增加重要器官的血流量,缩短休克病程,迅速改善休克症状并降低死亡率。

2.临床应用

纳洛酮对各种原因所致的休克均有效,尤其适用于感染中毒性休克,对经其他治疗措施无效的心源性、过敏性、低血容量性、创伤性及神经源性休克也有较好疗效。有研究认为早期、大剂量、重复使用,在休克出现 3 小时内使用效果最好。

3.用法及用量

首剂用 0.4～0.8 mg 稀释后静脉注射,继后可以 4 mg 加入 5％葡萄糖注射液中持续维持静脉滴注,滴速为每小时 0.25～0.3 $\mu g/kg$ 体重。

（二)不良反应与防治

治疗剂量无明显的毒性作用,超大剂量应用时尚可阻断 δ 受体,对呼吸和循环系统产生轻微影响。偶见恶心、呕吐、血压升高、心动过速甚或肺水肿等。对于需要麻醉性镇痛药控制疼痛、缓解呼吸困难的病例,不宜使用本品,因为止痛效果可为本品对抗。

（三）药物相互作用

（1）儿茶酚胺类药物如肾上腺素、异丙肾上腺素及卡托普利（ACEI）对纳洛酮有协同效应；布洛芬干扰机体前列腺素合成，可加强纳洛酮的药理作用。

（2）胍乙啶（交感神经节阻滞剂）、普萘洛尔（β受体阻滞剂）可降低交感神经兴奋性和肾上腺素的作用，拮抗纳洛酮的药理效应；维拉帕米可阻滞细胞膜的钙离子通道而干扰纳洛酮的作用。

（四）制剂

注射剂：0.4 mg：1 mL。

第三节　强　心　苷

一、概述

强心苷主要包括洋地黄类制剂，以及从其他植物提取的强心苷，如毒毛花苷K、羊角拗苷、羚羊毒苷、黄夹苷和福寿草总苷等，是一类具有选择性作用于心脏的强心苷，在临床上已经使用了二百多年，积累了丰富的经验。虽然仍有许多问题有待进一步研究，但临床实践和研究表明，洋地黄类制剂仍是目前治疗心力衰竭的最常用、最有效的药物之一。尽管新的增强心肌收缩力的药物不断问世，但没有任何一种强心药物能取代洋地黄的位置。洋地黄类强心苷不仅能减轻心力衰竭患者的症状，改善患者的生活质量，而且能降低心力衰竭患者的再住院率，对死亡率的影响是中性的，这是儿茶酚胺类和磷酸二酯酶类强心剂所不能比拟的。

洋地黄类制剂现已有三百余种，但临床上经常使用的只有5～6种。在临床实践中，如果能掌握好一种口服制剂和一种静脉制剂，就能较好地处理充血性心力衰竭。为此，应掌握好洋地黄的负荷量、维持量、给药方法、适应证、特殊情况下的临床应用、中毒的临床表现及处理方法。

洋地黄类制剂是通过增强心肌收缩力的药理作用而发挥其治疗心力衰竭作用的，因此，它不能治疗那些只有心力衰竭症状和体征，但并非因心肌收缩力减低所致病状的患者，它也不能用于治疗因舒张功能障碍所致心力衰竭的患者，特别是那些心腔大小和射血分数正常的患者;也就是说,使用洋地黄类制剂治疗心力衰竭只适用于那些心腔增大和射血分数降低的心力衰竭患者。使用洋地黄类制剂治疗室上性心动过速、心房扑动和心房纤颤时,必须除外预激综合征和室性心动过速,否则可能招致致命性后果。

本节重点介绍临床上常用、疗效肯定的一些制剂。

二、药理作用

(一)正性肌力作用

洋地黄的正性肌力作用是由其抑制心肌细胞膜上的 Na^+, K^+-ATP 酶,阻抑 Na^+ 和 K^+ 的主动转运,结果使心肌细胞内 K^+ 减少、Na^+ 增加。细胞内 Na^+ 增加能刺激 Na^+, Ca^{2+} 交换增加。结果,进入细胞的 Ca^{2+} 增加,Ca^{2+} 具有促进心肌细胞兴奋 - 收缩偶联的作用,故心肌收缩力增强。已知心肌耗氧量主要取决于心肌收缩力、心率和室壁张力这 3 个因素。虽然洋地黄使心肌收缩力增强可导致心肌耗氧量增加,但同时又使衰竭的心脏排空充分,室腔内残余的血量减少,心脏容积随之缩小,室壁张力下降,这又降低了心肌耗氧量。而且,心肌收缩力增强,心排血量增加,又能反射性地使心率下降和降低外周血管阻力,使心排血量进一步增加,这都有利于进一步降低心肌耗氧量。因此,对心力衰竭来说,使用洋地黄后心肌总的耗氧量不是增加而是减少,心脏工作效率提高。

(二)电生理影响

治疗剂量的洋地黄略降低窦房结的自律性、减慢房室传导、降低心房肌的应激性及缩短心房肌的不应期而延长房室结的不应期。中毒剂量的洋地黄使窦房结的自律性明显降低、下级起搏点的自律性增强、普肯耶纤维的舒张期除极坡度变陡,形成后电位震荡幅度增大,窦房、房室间以及心房内传导减慢,心房肌、房室结和心肌不应期延长。中毒剂量的洋地黄所引起的电生理改变,为冲动形成或传导异常所致的心律失常创造了条件。

(三)自主神经系统效应

洋地黄可通过自主神经系统作用于心肌,具有拟迷走和拟交感作用。其拟迷走神经系统作用使窦性心律减慢、房室传导减慢、心房异位起搏点自律性降低,心房不应期缩短。洋地黄的拟交感作用使心肌收缩力增强。大剂量的洋地黄还能兴奋中枢神经系统,并可因交感神经冲动增强而诱发异位性心律失常。

鉴于不同的洋地黄制剂的拟迷走和拟交感神经作用不同,故提出了极性和非极性洋地黄的概念。极性洋地黄的拟迷走作用较强,如毒毛花苷 K、毛花苷 C、地高辛等。非极性强心苷的拟交感作用较强,具有较强的正性肌力作用,但易诱发或加重异位激动形成,如洋地黄叶、洋地黄毒苷等。

(四)外周血管作用

洋地黄本身具有增加外周阻力的作用。但心力衰竭患者使用洋地黄后心肌收缩力增强,心排血量增加,故反射性地使交感神经活性降低,小动脉和小静脉扩张,外周阻力反较使用洋地黄前下降,因而有助于使心排血量进一步增加。

(五)对肾脏的作用

心力衰竭患者使用洋地黄后尿量增加。洋地黄对肾脏的作用可能是通过:①心排血量增加而使肾血流量增加,肾小球滤过率增加。②肾血流量增加后,肾素-血管紧张素-醛固酮系统活性下降,这既可以使外周阻力进一步下降,又可使尿量增加;尿量增加可能不是洋地黄对肾脏直接作用的结果。

(六)对心率的影响

治疗剂量的洋地黄可使心力衰竭患者的心率下降,其主要机制有:洋地黄的拟迷走神经作用使窦房结的自律性降低;在心肌收缩力增加的同时,心排血量增加,通过颈动脉窦、主动脉弓的压力感受器的反射机制,使交感神经紧张性下降;心排血量增加使肾血流量增加,因而肾素-血管紧张素-醛固酮系统的活性降低。

二、临床应用

(一)常用强心苷简介

临床上经常使用的强心苷有 5 种,分别是洋地黄叶、洋地黄毒苷、地高辛、毛花苷 C 和毒毛花苷 K。

使用上述任何一种洋地黄制剂,都需熟练掌握其剂量、负荷量、给药方法及维持量的补充方法,及时判断洋地黄的体存量是否不足或过量;这就要求用药医师随时观察心脏患者用药后的治疗反应,必要时测定血液中洋地黄的浓度,以供用药时参考。

(二)有关强心苷的基本概念

近年来药代动力学研究表明,任何一种药物,只要用药剂量和时间间隔不变,那么经过该药的 5～6 个半衰期以后,该药在体内的血药浓度就会达到一个稳态水平,称之为"坪值"水平,即坪值浓度。此后,即使继续用药,体内的总药量也不会再改变。"坪值"是一个随着用药剂量和时间间隔变化的量。例如,每天用药剂量较大或用药间隔较短,坪值就高;反之则低。以地高辛为例,其半衰期为 36 小时,每天服用0.25 mg,经过 7 天就会达到坪值水平,此时地高辛的血清浓度为 1～1.5 ng/mL,是发挥强心作用的最佳水平。但是,药物的吸收、代谢、排泄受体内多种因素的影响;因此,药物的血浓度或坪值也不是绝对不变的。因此,在定时定量服用地高辛一段时间后,有可能发生地高辛用量不足或过量中毒的情况。这就要求用药过程中密切观察患者的治疗反应,监测地高辛的血药浓度。

以往过分强调在短时间内给患者较大剂量的洋地黄,以达到最大疗效而不出现中毒反应,此时体内蓄积的洋地黄的量称之为"化量""饱和量"或"全效量"。近年来研究表明,洋地黄的作用与其血浓度的关系并非"全和无"的关系,而是小剂量(低浓度)小作用,大剂量(较高浓度)大作用,即两者呈线性关系。为此,又提出"负荷量"的概念和"每天维持量"疗法,以达到有效血浓度的给药方法。

(1)体存量:指患者体内洋地黄的蓄积量。

(2)化量、饱和量、全效量:三者含义基本相似,指达到最大或最好疗效时洋地黄的体存量。

(3)有效治疗量、负荷量:两者含义相近,指发挥较好疗效时最小的洋地黄体存量,相当于洋地黄总量的 1/2～2/3。临床上采用负荷量的概念后,大大减少了洋地黄中毒的发生率,而治疗心力衰竭的疗效并未降低。负荷量概念及用药方法尤其适用于慢性充血性心力衰竭的患者。

(4)维持量及维持量疗法:维持量是指每天必须给适当剂量的洋地黄,以补充药物每天在体内代谢及排泄的量,从而保持洋地黄的有效血浓度相对稳定。

洋地黄的维持量疗法是指每天给予维持量的洋地黄剂量,经过该药的5个半衰期后,其体内的洋地黄浓度便达到有效治疗水平。然后继续给予维持量,以补充每天的代谢和排泄量。显而易见,每天维持量疗法只适用于半衰期较短(如地高辛)的洋地黄制剂,而不适用于半衰期较长(如洋地黄叶)的洋地黄制剂;因为若采用地高辛每天维持量疗法,达到有效治疗浓度7天,而洋地黄毒苷则需要28 天。每天维持量疗法只适用于那些轻、中度慢性充血性心力衰竭的患者。

(三)给药方法

1.速给法

在 24 小时内达到负荷量,以静脉注射为好,亦可采用口服途径。适用于急危重患者,如急性左心衰竭,阵发性室上速和快速性心房纤颤等。

2.缓给法

在 2～3 天内达到负荷量,以口服为好,适用于轻症和慢性患者。

3.每天维持量疗法

每天服用维持量的洋地黄,经过该药的 5 个半衰期以后,即可达到该药的有效治疗浓度。地高辛的半衰期短,所以每天口服 0.25 mg,5～7 天即可达到负荷量的要求;而洋地黄毒苷的半衰期长,需经一个月才能达到负荷量的要求;故每天维持量疗法只适用于地高辛,而不适用于洋地黄毒苷。慢性或轻度心功能不全患者用这种方法较好。

4.补充维持量

每一例患者每天补充多少以及维持给药多长时间,应根据患者的治疗反应来决定。例如,地高辛的维持量,有的患者只需要 0.125 mg,而个别患者可达 0.5 mg。

(四)制剂的选择

1.根据病情轻重缓急选

病情紧急或危重者,易选用起效快,经静脉给药的制剂,如毛花苷 C、毒毛花苷 K;反之,可选用地高辛或洋地黄毒苷口服。

2.根据洋地黄的极性非极性特点选

极性强心苷包括毒毛花苷 K、毛花苷 C 和地高辛,其拟迷走神经作用较强,容易引窦性心动过缓,房室传导阻滞及恶心呕吐等反应,因而适用于阵发性室上性心动过速、快速性心房纤颤或房扑等。非极性强心苷包括洋地黄毒苷、洋地黄叶,其拟交感作用较强,很少引起恶心、呕吐;发生窦性心动过缓或房室传导阻滞也较少,能更充分地发挥正性肌力作用,使心力衰竭症状得到更好的改善。

(五)适应证和禁忌证

1.适应证

(1)各种原因引起的急、慢性心功能不全。

(2)室上性心动过速。

(3)快速心室率的心房纤颤或心房扑动。

洋地黄是治疗收缩功能障碍所致心功能不全最好的强心药,大系列临床试验研究表明,洋地黄不仅能显著改善心力衰竭的症状和体征,改善患者生活质量,而且能减少住院率,对死亡率的影响为中性的。这是任何其他类别的强心剂所不能比拟的。目前认为,只要患者有心力衰竭的症状和体征,就应长期使用洋地黄治疗。

2.禁忌证

(1)预激综合征合并室上性心动过速、快速性心房纤颤或心房扑动(QRS波群宽大畸形者)。

(2)室性心动过速。

(3)肥厚性梗阻型心肌病。

(4)房室传导阻滞。

(5)单纯二尖瓣狭窄、窦性心律时发生的肺淤血症状。

(6)电复律或奎尼丁复律时。

(六)特殊情况下强心苷的临床应用

(1)高输出量心力衰竭患者,洋地黄的疗效较差,纠正原有的基础病变更为重要。高输出量心脏病常见于甲状腺功能亢进、脚气性心脏病、贫血性心脏病、动静脉瘘、慢性肺心病、急性肾小球肾炎、妊娠、类癌综合征和高动力性心血管综合征。

(2)肺心患者由于慢性缺氧及感染,对洋地黄的耐受性很低,疗效较差,且易发生心律失常,故与处理一般心力衰竭有所不同。强心剂的剂量宜小,一般为常规剂量的 1/2～2/3,同时宜选用作用快、排泄快的强心剂,如毒毛花苷 K 或毛花苷 C。低氧血症和感染均可使心律增快,故不宜以心率作为衡量强心药疗效的指标。用药期间应注意纠正缺氧,防治低钾血症。应用洋地黄的指征:①感染已控制,呼吸功能已改善,利尿剂不能取得良好疗效而反复水肿的心力衰竭患者;②以右心衰竭为主要表现而无明显急性感染的诱因者;③出现急性左心衰竭者。

(3)预激综合征合并心房颤动或扑动时,由于大部分激动经旁路下传心室,故可引起极快的心室率。若此时使用洋地黄,则可使旁路不应期进一步缩短,使房室传导进一步减慢,心房激动大部分经旁路传到心室,可引起极快的心室率,使 R-R 间期有可能缩小到 0.2～0.25 秒,此时室上性激动很容易落在心室易损期上,从而引起室颤。故凡有条件的医院在使用洋地黄以前应常规描记心电图,以排除房颤合并预激的可能。

(4)预激综合征合并室上性心动过速、QRS 波群宽大畸形者,不宜使用洋地黄治疗;因为患者有可能转变为预激合并心房颤动,进而引起心室纤颤。

(5)治疗室性期前收缩一般不选用洋地黄治疗,但若室性期前收缩是由于心力衰竭引起、且的确与洋地黄无关时,则使用洋地黄治疗不但无害,反而有利于消除室性期前收缩。由洋地黄中毒引起的室性期前收缩应立即停用洋地黄。

(6)急性心肌梗死合并心房纤颤或室上性心动过速者,一般不首选洋地黄治疗,因洋地黄增加心肌耗氧量和心肌应激性,不仅可能引起梗死面积扩大,而且还可能引起室性心律失常或猝死。但急性心肌梗死合并心房纤颤及充血性心力衰竭时,仍可慎用洋地黄制剂。

(7)急性心肌梗死合并充血性心力衰竭时,若无快速性心房纤颤或阵发性室上性心动过速,头24小时内不主张使用洋地黄。还有的学者认为急性心肌梗死前6小时内为使用洋地黄的绝对禁忌证,12小时内为相对禁忌证,24小时后在其他治疗无效的情况下才考虑使用洋地黄。还有的学者认为,心肌梗死1周内使用洋地黄也不能发挥有益作用。急性心肌梗死后早期使用洋地黄治疗其合并的心力衰竭,疗效不佳的主要原因:心室尚未充分重塑,心室腔尚未扩大,此时心力衰竭的主要原因系由心室舒张功能障碍所致,因此,使用洋地黄治疗无效,反而有害。

(8)室性心动过速是使用洋地黄的禁忌证,但若室性心动过速确是由心力衰竭引起的,并且与洋地黄中毒无关,使用多种抗心律失常药物无效者,仍可使用洋地黄治疗。

(9)二尖瓣狭窄患者在窦性心律情况下发生心力衰竭,系由二尖瓣口过小,导致肺淤血所致。此时使用洋地黄对二尖瓣口的大小无影响,却使右室心肌收缩力增强,右室排血量增多,故肺淤血更为严重。二尖瓣狭窄合并快速性心房纤颤时使用洋地黄,是为了控制心室率、延长心室充盈期,故心排血量增加。

(10)病窦综合征合并心功能不全的患者是否使用洋地黄治疗仍有争议。近年来的研究表明,洋地黄并不抑制窦房传导,反而促进其传导,缩短窦房结恢复时间,并可防治心力衰竭;特别是对慢快综合征的防治有重大作用。一般来说,病窦综合征患者发作快速性心律失常时,可使用洋地黄,但剂量宜偏小;如果是病窦综合征合并心力衰竭,应慎用洋地黄,对这种患者可选用非强心苷类正性肌力药物,如多巴胺或多巴酚丁胺,必要时应安置人工心脏起搏器。

(11)房室传导阻滞合并充血性心力衰竭是否可使用洋地黄仍有争议。一般认为Ⅰ度房室传导阻滞的心力衰竭患者可以慎用洋地黄,Ⅱ度房室传导阻滞的心力衰竭患者最好不用洋地黄,以防发展为Ⅲ度房室传导阻滞;Ⅲ度房室传导阻滞的心力衰竭患者不应使用洋地黄。Ⅱ、Ⅲ房室传导阻滞的心力衰竭患者,可使用多巴胺或多巴酚丁胺治疗;如必需使用洋地黄治疗应先安置人工心脏起搏器。

(12)室内传导阻滞常指左或右束支阻滞,或双束支阻滞。治疗剂量的洋地黄不抑制室内传导;因此,室内传导阻滞不是使用洋地黄的反指征。洋地黄不增加室内传导阻滞发展为Ⅲ度房室传导阻滞的发生率。

(13)肥厚性梗阻型心肌病患者一般禁忌使用洋地黄,因为洋地黄增强心肌收缩力,加重梗阻症状。但肥厚型心肌病合并快速性心房纤颤或心力衰竭时,可使用洋地黄,因此时心排血量下降,梗阻症状已不突出,故可使用洋地黄治疗,但剂量应减少。

(14)心内膜弹力纤维增生症合并心力衰竭时,强调长期使用洋地黄维持治疗,一直到症状、X线、心电图恢复正常二年后才逐渐停药。不应突然停药,以防死亡。但患者对洋地黄的耐受性较低,易发生洋地黄中毒,故洋地黄的用量应偏小,并应密切观察治疗反应。

(15)法洛四联症患者应慎重使用洋地黄,因洋地黄可以加重右室漏斗部的肌肉痉挛,使右室进入肺动脉的血流进一步减少,加重缺血症状。

(16)心绞痛患者一般不使用洋地黄缓解症状。但夜间心绞痛患者发作前常有血流动力学改变,如肺毛血管嵌压和肺动脉压升高,外周血管阻力增加,心脏指数下降,提示夜间心绞痛可能与夜间心功能不全有关;故夜间心绞痛可试用洋地黄治疗。卧位心绞痛可能与卧位时迷走神经张力增高致冠状动脉痉挛有关;也可能与卧位时回心血量增多致心功能不全有关,故卧位心绞痛仍可试用洋地黄治疗。此外,伴有心脏肥大及左室功能不全的患者,在发生心肌梗死前使用洋地黄能减少心肌缺血程度和减少心肌梗死面积。

(17)高血压病患者发作急性左心衰竭或伴有充血性心力衰竭时,不应首选洋地黄治疗。对这种患者应首先使用血管扩张剂和利尿剂,迅速降低心脏前后负荷。若患者血压降为正常水平以后仍有心力衰竭症状存在时,才考虑使用洋地黄制剂。

(18)电复律及奎尼丁复律前必需停用地高辛一天以上,停用洋地黄毒苷3天以上,以防转复心律过程中发生严重室性心律失常或心室纤颤。

(19)缩窄性心包炎患者使用洋地黄不能缓解症状,但在心包剥离术前使用洋地黄可防止术后发生严重心力衰竭和心源性休克。

(20)无心力衰竭的心脏病患者是否需要使用洋地黄应具体情况具体分析。一般认为心脏病患者处于分娩、输血输液、并发肺炎时,可预防性给予洋地黄。感染性休克患者经补液、纠正酸中毒、合用抗生素和激素后,休克仍未满意纠正时,可给予洋地黄。有的学者认为,心脏增大的幼儿,特别是心胸比例>65%者,应预防性给予洋地黄。

(21)快速性心房纤颤合并或不合并心力衰竭的患者,使用洋地黄控制心室率时,应将心室率控制在休息时 70～80 次/分,活动后不超过 100 次/分。单独使用洋地黄控制心室率疗效不好时,可用异搏停或心得安。近年来有的学者提出,异搏停与洋地黄合用可引起致命性房室传导阻滞,且异搏停有诱发洋地黄中毒的危险,故不主张两药合用;而心得安与洋地黄合用,有诱发或加重心力衰竭的危险,故提出硫氮䓬酮与洋地黄合用疗效较好。使用洋地黄控制快速性心房纤颤患者的心室率时,洋地黄的用量可以稍大一些,如未使用过洋地黄的患者在头 24 小时内可分次静脉注射毛花苷 C 总量达 1.2 mg。此外,个别患者在静脉注射毛花苷 C 0.2~0.4 mg 后,心室率反而较用药前增快,此时应做心电图检查,若除外预激综合征后,再静脉注射毛花苷 C 0.2~0.4 mg,可使心率有明显下降。

(22)窦性心律的心力衰竭患者使用洋地黄时,不应单纯以心率的快慢来指导用药,若在使用比较足量的洋地黄以后心率仍减慢不明显时,应注意寻找有无使心率加快的其他诱因,如贫血、感染、缺氧、甲状腺功能亢进、血容量不足、风湿活动、心肌炎、发热等。心力衰竭患者达到洋地黄化的指标应是综合性的,下列指标可供用药时参考:窦性心律者,心率减少到 70~80 次/分,活动后为 80~90 次/分。心房纤颤者,心率应减少到 70~90 次/分。尿量增多,水肿消退,体重减轻;呼吸困难减轻,发绀减轻,肺水肿减轻,肺部啰音减退;肿大的肝脏缩小;患者的一般状况改善,如精神好转、体力增加、食欲增进等。

(23)妊娠心脏病患者,在妊娠期间应避免过劳、保证休息、限盐、避免并治疗心力衰竭的其他诱因。一般认为,风湿性心脏病心功能Ⅱ~Ⅳ级,过去有心力衰竭史、心脏中度扩大或严重二尖瓣狭窄、心房纤颤或心率经常在 110 次/分以上者,应给予适当剂量的洋地黄。在分娩期,若心率>110 次/分,呼吸>20 次/分,有心力衰竭先兆者,为防止发生心力衰竭,应快速洋地黄化。孕妇已出现心力衰竭时,如心力衰竭严重,应选择作用快速制剂。使用快速制剂使症状改善后,可改用口服制剂。

(24)甲状腺功能亢进引起的心脏病,绝大多数合并快速性心房纤颤,在使用洋地黄类制剂控制心室率的同时,应特别注意甲亢的治疗。这种患者对洋地黄的耐受性大,如果使用了足量的洋地黄以后,心室率控制仍不满意者,加用 β 受体阻滞剂可收到良好疗效。如果甲亢合并心房纤颤的患者无心力衰竭,单独使用 β 受体阻滞剂控制心室率就可获得良效。

三、强心苷中毒

洋地黄的治疗量大是洋地黄中毒量的 60%,洋地黄的中毒量大是洋地黄致死量的 60%。心力衰竭患者洋地黄中毒的发生率可达 20%,并且是患者的死亡原因之一。洋地黄中毒的诱发因素很多，但最重要的是心功能状态和心肌损害的严重程度。有学者报告，正常人一次口服地高辛 100 片，经治疗后好转，治疗过程中未出现或仅出现一度房室传导阻滞等心脏表现；换言之，在常规使用洋地黄的过程中，若患者出现洋地黄中毒的心脏表现，常提示其心肌损害严重。下面讨论洋地黄中毒的诱因、临床表现及防治方法。

（一）强心苷中毒的诱发因素

1.洋地黄过量

常见于较长期使用洋地黄而剂量未做适当调整的患者。只要剂量及用药间隔不变，其"坪值"应稳定在某一水平上。但洋地黄的吸收、代谢及排泄受许多因素的影响，特别是受肝肾功能状态的影响，故长期服用固定剂量的洋地黄者，可发生洋地黄不足或中毒。也有个别患者在短期内使用过多的洋地黄而引起中毒。

2.严重心肌损害

严重心肌炎、心肌病、大面积心肌梗死及顽固性心力衰竭等严重心肌损害的患者，对洋地黄的耐受性降低，其中毒量与治疗量十分接近，有的患者甚至中毒量小于治疗量，故很容易发生洋地黄中毒，并且其中毒表现几乎都是心脏方面的。健康人对洋地黄的耐受性很强，即使一次误服十几倍常用量的洋地黄（如地高辛），也很少发生心脏方面的毒性表现。

3.肝肾功能损害

洋地黄毒苷、毛花苷 C 等主要经肝脏代谢；如地高辛、毒毛花苷 K 等主要经肾脏代谢。故肝肾功能不全的患者仍按常规剂量使用洋地黄时，易发生中毒。肝脏病变时使用地高辛，肾脏病变时使用洋地黄毒苷，可减少中毒的发生率。

4.老年人和瘦弱者

老年人和瘦弱者，身体肌肉总量减少，而肌肉可以结合大量洋地黄，故肌肉瘦弱者易发生洋地黄中毒。肥胖者和瘦弱者，只要他们的肌肉净重相似，则他们的洋地黄治疗量和中毒水平也相似。老年人不仅肌肉瘦弱，而且常有不同程度的肝肾功能减退，故易发生洋地黄中毒。此外，老年人易患病窦综合征，也是容易发生中毒的原因之一。许多学者建议，老年心力衰竭患者服用洋地黄的剂量应减半，如地高辛每天口服 0.125 mg。

5.甲状腺功能减退

甲状腺功能减退的患者，对洋地黄的敏感性增高，故易发生中毒。使用洋地黄治疗甲状腺功能减退合并心力衰竭的患者时，应使用 1/2～2/3 的常规剂量；

并且同时加用甲状腺素。甲状腺素应从小剂量开始服用,若剂量过大,反而会诱发或加重心力衰竭。

6.电解质紊乱

低钾、低镁、高钙时易发生洋地黄中毒。故使用洋地黄过程中应避免低钾、低镁和高钙血症。使用排钾性利尿剂时,应注意补钾。只要不是高镁血症,常规静脉补镁还有助纠正心力衰竭。长期使用糖皮质激素的心力衰竭患者,容易发生低钾血症;故这种患者使用洋地黄过程中,一般不易补钙,以防诱发洋地黄中毒,甚至发生心室纤颤。但若患者发生明显的低钙症状,如低钙抽搐,则可以补钙。低钙患者经补钙后还可以提高洋地黄的疗效。补钙途径可经口服、静脉滴注或静脉注射,但应避免同时静脉注射洋地黄和钙剂,如果需要静脉注射这两种药物,则两药间隔应为 6 小时以上,最好在 8 小时以上。

7.缺氧

缺氧可使心肌对洋地黄的敏感性增高,从而诱发洋地黄中毒。肺心病患者洋地黄的治疗量应较一般患者减少 1/2。

8.严重心力衰竭

严重心力衰竭提示心肌损害严重,故易发生洋地黄中毒。心力衰竭的程度越重,使用洋地黄越要小心谨慎。

9.风湿活动

有风湿活动的患者常合并风湿性心肌炎,使心肌损害进一步加重,故易发生洋地黄中毒。风湿性心脏瓣膜病合并风湿活动常不易诊断,下列各项指标提示合并风湿活动:常患感冒、咽炎并伴有心悸、气短;出现不明原因的肺水肿;血沉增快或右心衰竭时血沉正常,心力衰竭好转时血沉反而增快;有关节不适感;常出现心律失常,如期前收缩、阵发性心动过速、心房纤颤等;低热或体温正常但伴有明显出汗;无任何其他原因的心功能恶化;出现新的杂音或心音改变(需除外感染性心内膜炎);洋地黄的耐受性低,疗效差,容易中毒。

(二)强心苷中毒的表现

1.胃肠道反应

厌食、恶心、呕吐,有的患者表现为腹泻,极少表现为呃逆,上述症状若发生在心力衰竭一度好转后或发生在增加洋地黄剂量后,排除其他药物的影响,应考虑为洋地黄中毒。

2.心律失常

在服用洋地黄过程中,心律突然转变,如由规则转变为不规则、由不规则转变为规则、突然加速或显著减慢,都是诊断洋地黄中毒的重要线索。强心苷中毒可表现为各种心律失常,其中房室传导阻滞的发生率为 42%。但具有代表性的心律失常是房性心动过速伴房室传导阻滞及非阵发性交界性心动过速伴房室分离。房室传导阻滞伴异位心律提示与洋地黄中毒有关。心房纤颤患者若出现成对室性期前收缩,应视为洋地黄中毒的特征性表现。多源性室性期前收缩呈二联律及双向性或双重性心动过速也具有诊断意义。

3.心功能再度恶化

经洋地黄治疗后心力衰竭一度好转,但在继续使用洋地黄的过程中,无明显原因的心功能再度恶化,应疑及强心苷中毒。

4.神经系统表现

头痛、失眠、忧郁、眩晕、乏力甚至精神错乱。

5.视觉改变

黄视、绿视及视觉改变。

在服用洋地黄的过程中,心电图可出现鱼钩形的 ST-T 变化,这并不表示为洋地黄中毒的毒性作用,只表示患者已使用过洋地黄。而且,在洋地黄中毒引起心律失常时,心电图上一般不出现这种特征性的 ST-T 改变。

应用洋地黄制剂治疗心力衰竭时,测定其血清浓度,对诊断洋地黄中毒有一定参考价值。一般地高辛治疗浓度在 $0.5 \sim 2.0$ ng/mL。如地高辛浓度 1.5 ng/mL,多表示无中毒。但患者的病情各异,心肌对洋地黄的敏感性和耐受性差异很大。因此,不能单凭测定其血清浓度作出有无中毒的结论,必须结合临床表现进行全面分析。

(三)强心苷中毒的处理

1.停用强心苷

如有低钾、低镁等电解质紊乱,应停用利尿剂。胃肠道反应常于停药后 $2 \sim 3$ 天后消失,

2.补钾

洋地黄中毒常伴有低钾,但血清钾正常并不代表细胞内不缺钾,故低钾和血钾正常者都应补钾。心电图上明显 u 波与低钾有关,但低钾并不一定都出现高大 u 波;心电图上 u 波高大者一般提示低钾,故 u 波高大者可以补钾。补钾可采用口服或静脉滴注,静脉补钾的浓度不宜超过 5‰,最好不超过 3‰。补钾量应视病情及治疗反应而定。补钾时切忌静脉注射,以防发生严重心律失常而死亡。但有学者报告 2 例患者因低钾(血清钾分别为 2.0 mmol/L 及 2.2 mmol/L)发生

心室纤颤,各种治疗措施(包括反复电除颤)均不能终止室颤发作,最后将 10％氯化钾 1～2 mL加入 5％葡萄糖注射液 20 mL 中静脉注射而终止了心室纤颤发作。

3.补镁

镁是 ATP 酶的激动剂,缺镁时钾不易进入细胞内,故顽固性低钾经补钾治疗仍无效时,常表明患者缺镁,此时应予补镁。有的学者认为洋地黄中毒时,不论血钾水平如何,也不论心律失常的性质如何,只要不是高镁血症,均可补镁。补镁后洋地黄中毒症状常很快消失。补镁还有助于纠正心力衰竭、增进食欲。肾功能不全、神志不清和呼吸功能抑制者应慎重补镁,以防加重昏迷及诱发呼吸停止。补镁方法为 25％硫酸镁 10 mL 稀释后静脉注射或静脉滴注,但以静脉滴注较安全,每天 1 次,7～10 天为 1 个疗程。

4.苯妥英钠

为治疗洋地黄中毒引起的各种期前收缩和快速性心律失常最安全最有效的药物,治疗室速更为适用。服用洋地黄患者必需紧急电复律时,也常在复律前给予苯妥英钠,以防引起更为严重的心律失常。给药方法:首次剂量 100～200 mg 溶于注射用水 20 mL 静脉注射。每分钟50 mg。必要时每隔 10 分钟静脉注射 100 mg,但总量不能超过 250～300 mg。继之口服,每次 50～100 mg,每 6 小时 1 次,维持 2～3 天。

5.利多卡因

适用于室性心律失常。常用方法:首次剂量为 50～100 mg 溶于 10％葡萄糖注射液 20 mL 静脉注入;必要时每隔 10～15 分钟重复注射 1 次,但总量不超过 250～300 mg。继之以 1～4 mg静脉滴注。

洋地黄中毒引起的快速性心律失常也可以选用美西律、普萘洛尔、异搏停、普鲁卡因胺、奎尼丁、溴苄胺、阿普林定等治疗。有学者报告使用酚妥拉明、胰高血糖素及氯氮等治疗亦有效。

6.治疗缓慢型心律失常

一般停用洋地黄即可,若心律＜50 次/分,可皮下、肌内或静脉注射阿托品 0.5～1.0 mg 或 654-2 10 mg,或口服心宝等。一般不首选异丙肾上腺素,以防引起或增加室性异位搏动。

7.考来烯胺

在肠道内络合洋地黄,打断洋地黄的肝-肠循环,从而减少洋地黄的吸收和血液浓度。用药方法:4～5 克/次,每天 4 次。

8.特异性地高辛抗体

用于治疗严重的地高辛中毒,它可使心肌地高辛迅速转移到抗体上,形成失去活性的地高辛片段复合物。虽然解毒效应迅速而可靠,但可致心力衰竭的恶化。

9.电复律和心脏起搏

洋地黄中毒引起的快速性心律失常一般不采用电复律治疗,因为电复律常引起致命性心室纤颤。只有在各种治疗措施均无效时,电复律才作为最后一种治疗手段。在电复律前应静脉注射利多卡因或苯妥英钠,复律应从低能量(5 瓦秒)开始,无效时逐渐增加除颤能量。洋地黄中毒引起的严重心动过缓(心室率<40 次/分),伴有明显的脑缺血症状或发生晕厥等症状、药物治疗无效时,可考虑安置人工心脏起搏器。为预防心室起搏时诱发严重心律失常,易同时使用利多卡因或苯妥英钠。

四、与其他药物的相互作用

(一)抗心律失常药物

1.奎尼丁

地高辛与奎尼丁合用,可使 90% 以上患者的血清地高辛浓度升高,有的甚至升高 2～3 倍,并可由此引起洋地黄中毒的症状及有关心电图表现。奎尼丁引起血清地高辛浓度升高的机制:竞争组织结合部,使地高辛进入血液;减少地高辛经肾脏及肾外的排除;可能增加胃肠道对地高辛的吸收速度。两药合用时,为避免发生地高辛中毒,应将地高辛的剂量减半,或采用替代疗法,即将地高辛改为非糖苷类强心剂,或将奎尼丁改为普鲁卡因胺或丙吡胺等。

2.普鲁卡因胺

两药合用时,血清地高辛浓度无明显改变。普鲁卡因胺可用于治疗洋地黄中毒引起的快速性心律失常。但普鲁卡因胺为负性肌力、负性频率及负性传导药物,与地高辛合用仍应慎重,特别是静脉注射时更应注意。

3.利多卡因

洋地黄与利多卡因合用,无不良相互作用。利多卡因常用于洋地黄中毒引起的快速性室性心律失常。

4.胺碘酮

胺碘酮与洋地黄合用,血清地高辛浓度升高 69%,最高可达 100%。血清地高辛浓度升高值与胺碘酮的剂量及血药浓度呈线性关系,停用胺碘酮两周,血清地高辛浓度才逐渐降低。胺碘酮使血清地高辛浓度升高的机制:减少肾小管对地高辛的分泌;减少地高辛的肾外排泄;将组织中的地高辛置换出来,减少了地高辛的分布容积。两药合用时,地高辛用量应减少 1/3,并密切观察治疗反应 1～2 周。

5.美西律

美西律对地高辛的血清浓度无明显影响,故美西律常用于治疗已使用地高辛患者发生的室性心律失常。

6.普萘洛尔

地高辛与普萘洛尔合用治疗快速性心房纤颤时有协同作用,但两药合用时可发生缓美西律失常;对心功能不全者可能会加重心力衰竭,两药合用时,普萘洛尔的剂量要小,逐渐增加剂量,并应密切观察治疗反应。

7.苯妥英钠

苯妥英钠是目前治疗地高辛中毒引起的各种快速性心律失常的首选药物。苯妥英钠为肝药酶诱导剂,与洋地黄毒苷合用时可促进洋地黄毒苷的代谢,因地高辛主要经肾脏代谢,故苯妥英钠对其代谢影响较小。

8.丙吡胺

丙吡胺属ⅠA类抗心律失常药物,药理作用与普鲁卡因胺相似,对房室交界区有阿托品样作用,可使不应期缩短。因此,两药合用治疗快速性心房纤颤时,有可能使地高辛失去对心室律的保护作用和使心室律增加的潜在危险,故两药不宜合用,更不适用于老年患者。丙吡胺对地高辛的血清浓度并无明显影响。

9.普罗帕酮

普罗帕酮与地高辛合用,可使地高辛的血清浓度增加 31.6％,这是由于普罗帕酮可减低地高辛的肾清除率。

10.溴苄胺

溴苄胺具有阻滞交感神经、提高心肌兴奋阈值的作用,可用于消除地高辛所致的各种快速性心律失常,如室性期前收缩二联律、多源性室性期前收缩、室性心动过速、心室纤颤等。但亦有报告,两药合用引起新的心律失常。

11.阿义马林

地高辛与阿义马林合用,血清地高辛浓度无明显改变。

12.哌甲酯

地高辛与哌甲酯合用,血清地高辛浓度无明显改变。

13.西苯唑林

西苯唑林的药理作用与奎尼丁相似,但西苯唑林与地高辛合用时,血清地高辛浓度改变不明显,两药合用时不必调整剂量。

(二)抗心肌缺血药物

1.硫氮䓬酮

硫氮䓬酮与地高辛合用后,地高辛血清浓度增高 $22\%\sim30\%$。这是由于硫氮䓬酮可使地高辛的体内总清除率减低,半衰期延长所致。

2.硝苯地平

硝苯地平与地高辛合用,地高辛的肾清除率减少 29%,血清地高辛浓度增加 43%。但有人认为硝苯地平对血清地高辛浓度无明显影响。

3.异搏停

动物实验和临床观察表明,异搏停与地高辛合用 $7\sim14$ 天后,地高辛的血清浓度增加 70% 以上,因而可诱发洋地黄中毒。中毒的主要表现是房室传导阻滞和非阵发性结性心动过速。临床上两药合用的主要适应证是单用地高辛仍不能较好控制快速性心房纤颤的心室率时。为防止两药合用时发生洋地黄中毒,应将这两种药物适当减量。由于异搏停抑制肾脏对地高辛的清除率,肾功能不全时两药合用后更易致地高辛浓度显著而持久的升高。异搏停和洋地黄毒苷合用,也可使洋地黄毒苷的血药浓度升高,但不如与地高辛合用时那样显著,系因洋地黄毒苷主要经肝脏代谢。

4.硝酸甘油

硝酸甘油与地高辛合用后,肾脏对地高辛的清除率增加 50%,血清地高辛浓度下降。故两药合用时应适当增加地高辛的剂量。

5.心可定

心可定属钙通道阻滞剂,具有扩血管作用,与地高辛合用未见不良反应,并且心可定可抵消地高辛对室壁动脉血管的收缩作用。

6.潘生丁

潘生丁能改善微循环,扩张冠状动脉,有利于改善心功能,增强地高辛治疗心力衰竭的效果。但潘生丁有冠脉窃血作用,故两药合用时应注意心电图变化。

7.马导敏

马导敏又称马多明,具有扩张冠状动脉和舒张血管平滑肌的作用,故能减轻心脏前后负荷;与地高辛合用适用于缺血性心肌病合并心力衰竭的治疗。

(三)抗高血压药物

1.利血平

利血平具有对抗交感神经、相对增强迷走神经兴奋性、减慢心律和传导的作用;与地高辛合用时可引起严重心动过缓及传导阻滞,有时还能诱发异位节律。但在单用地高辛控制快速性心房纤颤的心室率不够满意时,加用适量利血平可获得一定疗效。

2.肼屈嗪

肼屈嗪具有扩张小动脉、减轻系统血管阻力和心脏后负荷的作用,与地高辛合用治疗心力衰竭有协同作用。肼屈嗪可增加肾小管对地高辛的总排泄,两药合用后地高辛的总清除率增加 50%。但两药长期合用是否需要增加地高辛的剂量尚无定论。

3.利尿剂

氢氯噻嗪不改变地高辛的药代动力学,但非保钾性利尿药与地高辛合用后,可因利尿剂致低钾血症而增加地高辛的毒性。低钾能降低地高辛的清除率,使其半衰期延长,当血钾低至 2~3 mmol/L 时,肾小管几乎停止排泄地高辛。故两药合用时应注意补钾。螺内酯能抑制肾小管分泌地高辛,口服 100 mg 螺内酯,可使血清地高辛浓度平均增高 20%,但个体差异很大。

4.卡托普利

卡托普利与地高辛合用治疗充血性心力衰竭具有协同作用。但两药合用两周后血清地高辛浓度增加 1.5 倍,使地高辛中毒的发生率明显增加。这是由于卡托普利抑制地高辛的经肾排泄,并且能把地高辛从组织中置换到血液中。两药合用时应尽量调整地高辛的剂量。

5.胍乙啶

胍乙啶能增强颈动脉窦压力感受器对地高辛的敏感性,两药合用后易发生房室传导阻滞。

(四)血管活性药物

1.儿茶酚胺类

肾上腺素、去甲肾上腺素、异丙肾上腺素与地高辛合用,易引起心律失常。若使用洋地黄的患者发生病窦综合征或房室传导阻滞时,静脉滴注异丙肾上腺素可收到一定疗效,但应密切观察治疗反应。

2.非糖苷类强心剂

多巴胺、多巴酚丁胺与地高辛合用治疗充血性心力衰竭,可取得协同强心作用。低剂量的多巴胺[≤2 μg/（kg·min）]还具有减低外周阻力、增加肾血流量的作用。但两药合用易诱发心律失常。洋地黄与磷酸二酯酶抑制剂（如氨力农、米力农）合用可取得协同强心作用，且氨力农还具有扩张外周血管、减轻心脏负荷作用。胰高血糖素与地高辛合用，不仅可取得治疗心力衰竭的协同作用，并且还可抑制地高辛中毒所致的心律失常。

3.酚妥拉明

酚妥拉明与地高辛合用治疗心力衰竭可取得协同疗效，并且患者心律改变也不明显。但有时可引起快速性心律失常。

4.硝普钠

硝普钠与地高辛合用，可使肾小管排泄地高辛增多，血清地高辛浓度下降。但两药合用是否需补充地高辛的剂量，尚有不同看法。

5.抗胆碱能药物

阿托品、山莨菪碱、东莨菪碱、普鲁本辛、胃疡平等抗胆碱能药物与地高辛同服，由于前者抑制胃肠蠕动，延长地高辛在肠道内的停留时间，致使肠道吸收地高辛增多，血清地高辛浓度增高。抗胆碱能药物与地高辛合用，治疗急性肺水肿可能有协同作用，但应注意不能使患者心率过于加速。该类药物还用于治疗洋地黄中毒诱发的缓慢性心律失常。由于该类药物能阻断地高辛的胆碱能反应，故有进一步加强心肌收缩力和增加心排血量的作用。

6.糖皮质激素

糖皮质激素与地高辛合用治疗顽固性心力衰竭所致水肿有一定疗效。这是由于糖皮质激素能反馈性抑制垂体分泌抗利尿激素，从而产生利尿作用；抑制心肌炎性反应，改善心肌对洋地黄的治疗反应。糖皮质激素具有保钠排钾倾向，长期使用可引起低钾血症，增加对洋地黄的敏感性，故两药合用时应注意补钾。

7.氯丙嗪

氯丙嗪能阻断肾上腺素能受体和 M-胆碱能受体，具有利尿和减轻心脏负荷的作用，与洋地黄合用，可加强心力衰竭治疗效果。但氯丙嗪可引起血压下降，老年人尤应注意。氯丙嗪可增加肠道对地高辛的吸收，致使血清地高辛浓度升高，以致诱发洋地黄中毒。有人认为两药不宜合用；必须合用强心苷时，可选用毒毛花苷 K。

（五）钾、镁、钙盐

1.钾盐

钾离子与洋地黄竞争洋地黄受体，减弱强心苷的作用。低钾时，心肌对洋地黄的敏感性增加,易发生洋地黄中毒,长期使用利尿剂和洋地黄的患者,应注意补钾。已发生洋地黄中毒的患者,只要不是高钾血症或伴有严重肾衰竭者,均应补钾。

2.镁盐

长期心力衰竭患者,易发生缺镁。缺镁是低钾血症不易纠正、洋地黄效果不佳和易发生洋地黄中毒的重要原因之一。洋地黄中毒患者,只要不是高镁血症,无昏迷及严重肾功能障碍者,均可补镁治疗。

3.钙盐

洋地黄的正性肌力作用是通过钙而实现的,低钙可致洋地黄疗效不佳,高钙又能诱发洋地黄中毒。使用洋地黄的患者发生低钙抽搐时应予补钙。补钙时应注意:首先测定血钙,明确为低钙血症时再予补钙;补钙以口服最为安全。但口服起效慢,故紧急情况下仍以静脉补钙为好,一般先予静脉注射,继之给以静脉滴注;静脉注射洋地黄和钙剂绝不能同时进行,可于静脉注射洋地黄制剂后 4～6 小时再注射钙制剂,或在静脉注射钙剂 1～2 小时后再使用洋地黄。

(六)洋地黄自身

不同的洋地黄类制剂的用药剂量、用药途径及半衰期不同,但治疗心力衰竭的机制无本质区别。临床上选用洋地黄制剂的种类,主要依据病情的轻重缓急和医师本人的经验。心力衰竭患者对一种洋地黄制剂的治疗反应不佳时,换用另一种制剂或加用另一种制剂并不能提高疗效,反而使问题复杂化。下列情况可出现先后使用两种洋地黄制剂的情况。

(1)长期口服一定剂量的地高辛,但心力衰竭在近期内恶化,估计为地高辛用量不足时,慎重静脉注射毛花苷 C0.2 mg 或毒毛花苷 K 0.125 mg,若心力衰竭症状好转,则证实为地高辛用量不足,可继续口服地高辛并相应增加剂量。但如果能测定血清地高辛浓度,则应先测定之,证实为地高辛浓度未达到治疗浓度时,再注射上述药物,则更为安全可靠。

(2)两周内未使用过洋地黄的急性心力衰竭患者,可先予静脉注射毛花苷 C 等快效制剂,待心力衰竭控制后,再给予口服地高辛维持治疗效果。

(3)长期使用地高辛控制快速性心房纤颤的心室率,心室率突然加速,估计地高辛剂量不足者,可静脉注射毛花苷 C0.2～0.4 mg,常可使心室率满意控制。

(七)其他药物

1.他巴唑

顽固性心力衰竭,经常规治疗效果不佳时可加用他巴唑联合治疗。联合用药时,地高辛的剂量维持不变,他巴唑的用法为每次 10 mg 口服,每天 3 次,连用 2 周。

2.抗凝剂

在使用地高辛治疗心力衰竭的基础上,每天静脉滴注肝素 50～100 mg,对心力衰竭治疗有一定疗效。有人报告,强心苷与口服抗凝剂或肝素合用时,可减弱抗凝剂的作用。故两药合用时应注意监测凝血指标的变化。

3.抗生素

地高辛与青霉素、四环素、红霉素、氯霉素等同服时,由于肠道内菌丛的变化,使地高辛在肠道内破坏减少,吸收增加,生物利用度增高,使血清地高辛浓度升高 1 倍以上。地高辛与新霉素同服,因新霉素损伤肠黏膜,减少肠道对地高辛的吸收,使地高辛的血清浓度下降 25%。

4.甲氧氯普胺

地高辛与甲氧氯普胺等促进胃肠道蠕动的药物合用,因肠蠕动加快,地高辛在肠道内停留时间缩短,减少了地高辛在肠道内的吸收率,故血清地高辛浓度下降,其疗效也随之减弱。

5.消胆胺

洋地黄毒苷参与肠肝循环,消胆胺在肠道内与洋地黄结合,干扰其肝肠循环,影响洋地黄毒苷的吸收,使其血药浓度下降,疗效减弱。消胆胺亦可与地高辛发生络合反应,减少其吸收,降低其生物利用度。两药如需口服,应间隔 2～3 小时。

6.琥珀胆碱

琥珀胆碱能释放儿茶酚胺并引起组织缺氧,与洋地黄制剂合用易发生室性期前收缩。

7.苯巴比妥、保泰松、苯妥英钠

上述三药均为肝药酶诱导剂,与洋地黄制剂合用时血药浓度降低。由于洋地黄毒苷主要经肝脏代谢,地高辛主要经肾脏排泄,故上述三药对洋地黄毒苷的影响远大于对地高辛的影响。

8.抗结核药物

利福平为肝药酶诱导剂,与洋地黄制剂合用后,可加速洋地黄制剂的代谢,使其血药浓度下降,异烟肼和乙胺丁醇也可使洋地黄毒苷的血药浓度下降,但它们对地高辛的影响较小。

9.抗酸剂

氢氧化铝、三硅酸镁、碳酸钙、碳酸铋等抗酸剂与地高辛同服时,均能减少肠道对地高辛的吸收。为避免这种不良的相互影响,两药服用的间隔应在 2 小时以上。

10.甲氰咪胍

甲氰咪胍与地高辛合用,对地高辛的血药浓度无明显影响。甲氰咪胍与洋地黄毒苷合用因前者延缓洋地黄毒苷的经肝代谢,致使洋地黄毒苷的血药浓度升高。故两药合用应减少洋地黄毒苷的剂量。

第四节　调血脂及抗动脉粥样硬化药

一、概述

动脉粥样硬化的发生和发展是一个复杂的动态过程,其始动步骤可能与动脉内皮功能障碍有关,涉及因素有血脂异常、高血压、吸烟及糖尿病等。其中,血脂异常最为重要。流行病学调查研究表明,不同国家或地区人群中的 TC 水平与冠心病的发病率和死亡率呈正相关。如芬兰 TC 水平最高,则冠心病发病率也最高;而日本 TC 水平最低,则冠心病发病率也最低。大系列临床研究和长时间随访观察表明,高胆固醇血症在动脉粥样硬化发生和发展过程中,所起的危害性作用,明显大于高血压和糖尿病,如果高胆固醇血症合并高血压和/或糖尿病,则其危害性增加数倍。动脉内皮功能障碍导致其分泌一氧化氮、选择性通透、抗白细胞黏附、抑制平滑肌细胞增殖以及抗凝与纤溶等功能受损,致使血浆中脂质与单核细胞积聚于内皮下间隙,低密度脂蛋白胆固醇氧化为 OX-LDL,单核细胞变为巨细胞,经清道夫受体成为泡沫细胞,形成脂质核心,而血管平滑肌细胞迁移到内膜而增殖形成纤维帽。脂质核心有很强的致血栓作用,纤维帽含致密的细胞外基质,它能使质核与循环血液分隔,从而保持斑块的稳定。

粥样斑块可分为两类:一类为稳定斑块,其特点是纤维帽厚、血管平滑肌细胞含量多,脂质核心小,炎症细胞少,不易破裂;另一类为脂质含量多(占斑块总体积的 40% 以上)、纤维薄、胶原与血管平滑肌细胞少,炎症细胞多,故易于破裂。1995 年公布的 Falk 等 4 项研究分析表明,急性冠状动脉综合征(包括心肌梗死、不稳定性心绞痛)的主要原因是粥样斑块破裂或糜烂引起血栓形成,并最终导致冠脉血流阻断所致。在急性冠脉综合征的患者中。其血管病变狭窄

＜50％者占 68％,而狭窄＞70％者仅占 14％,这说明,稳定斑块可以减少心血管病事件。此外,多项临床试验证明,调脂治疗可使一部分冠状动脉粥样斑块进展减慢或回缩。因此,调脂治疗是防治动脉粥样硬化的最重要措施之一。

血脂系指血浆或血清中的中性脂肪或类脂。中性脂肪主要是甘油三酯,而类脂主要是磷脂、非酯化胆固醇、胆固醇酯及酯化脂肪酸。

脂质必须与蛋白质结合成脂蛋白才能在血液循环中运转,脂蛋白是由蛋白质、胆固醇、甘油三酯和磷脂组成的复合体。脂蛋白中的球蛋白称为载脂蛋白(Apo)。正常血浆利用超速离心法可分出 4 种主要脂蛋白,即乳糜微粒(CM)、极低密度脂蛋白(VLDL),低密度脂蛋白(LDL)和高密度脂蛋白(HDL),载脂蛋白的组成分为 ApoA、B、C、D、E。每一型又可分若干亚型,如 ApoA 可分 AⅠ、AⅡ、AⅥ;ApoB 可分 B48、B100;ApoC 可分 CⅠ、CⅡ、CⅢ;ApoE 可分 EⅠ、EⅢ等。用区带电泳法可将脂蛋白分为 CM、前 β(pre-β)、β 及 α 脂蛋白 4 种。

脂蛋白代谢需要酶的参与,主要的酶有脂蛋白脂酶(LPL)和卵磷脂胆固醇转酰酶(LCAT)。如果这些酶缺乏,就会产生脂代谢紊乱。血脂过高是由于血浆脂蛋白移除障碍或内源性产生过多,或两者同时存在而引起。

血脂异常一般是指血中总胆固醇(TC)、低密度脂蛋白-胆固醇(LDL-C)、甘油三酯(TG)超过正常范围和/或高密度脂蛋白-胆固醇(HDL-C)降低,也常称高脂血症,主要是指 TC 和/或LDL-C 和/或TG 增高以及 HDL-C 降低。

血脂异常是脂蛋白代谢异常的结果。研究表明,高胆固醇血症、低密度脂蛋白血症、ApoB 水平增高和高密度脂蛋白水平降低 TG 升高是冠心病的重要危险因素。血脂水平长期异常,冠心病事件的发生率增加。长期控制血脂于合适的水平,可以预防动脉粥样硬化,而控制血脂水平可以减轻动脉粥样硬化斑块,减少心血管病事件。北欧辛伐他汀生存研究(4S)表明,心肌梗死后和心绞痛患者,接受为期 6 年的辛伐他汀治疗,与安慰组相比较,治疗组主要冠状动脉性事件发作的危险性降低 34％,死亡危险性降低 30％,使需要接受冠脉搭桥手术的患者减少 37％。Hebert 等分析他汀类使 LDL-C 下降 30％,非致死性和致死性冠心病下降 33％,脑卒中下降 29％,心血管疾病病死率下降 28％,总病死率下降 22％。最近 Goud 等汇总分析出现 TC 下降 10％,冠心病死亡危险性下降 15％,各种原因死亡危险下降 11％。

近年来,对高甘油三酯(TG)血症在动脉粥样硬化中的意义的认识正在加深,目前认为,单纯高甘油三酯血症也是心血管病的独立危险因素,降低血甘油三酯水平,可降低心血管病临床事件及病死率。但当高甘油三酯血症伴有高胆固醇血症或低高密度脂蛋白血症时,则冠心病事件和病死率显著增加。研究发现富含 TG 的脂蛋白(TRL)与富含胆固醇的脂蛋白(CRL)之间通过脂质交换机制取得平衡,每一种脂蛋白都有很大的变异。LDL-C 为致动脉粥样硬化最强的脂蛋白,但其危害性因其颗粒大小而不同。LDL-C 可分为三个亚型,LDL-C$_3$ 即为小而密 LDL(SLDL),对 LDL 受体亲和力低于大而松的 LDL-C$_1$ 和 LDL-C$_2$,在血浆中停留时间长,不易从血液中清除,半衰期较其他亚型长,且易进入动脉内膜,易被氧化,被巨噬细胞吞噬形成泡沫细胞,成为动脉粥样硬化的脂肪,有高度的致动脉粥样硬化作用。而通过脂质交换机制,LDL-C 大小及分型比例受 TG 水平的控制。当 TG 增高时,LDL-C 亚型分布有变化,SLDL 增加而 HDL-C 减少,形成高 TG、HDL-C 低及 SLDL 升高三联症。这种三联症有极强的致动脉粥样硬化作用。目前已普遍认为甘油三酯水平升高是独立的心血管疾病危险因素。人们在以往使用他汀类或贝特类调血脂药物治疗血脂异常以及冠心病一、二级预防中所获得的益处,很可能也是得益于这些药物在降低 TC 的同时,也降低了 TG。

我们已经认识到 HDL-C 是种"好的胆固醇",这是因为 HDL-C 具有逆转运胆固醇的作用,它可以将动脉壁中多余的胆固醇直接或间接地转运给肝脏,经相应受体途径进行分解代谢。因此升高 HDL-C 水平不仅有降低 TC 水平的作用,而且还具有防治动脉粥样硬化的作用。VAHIT 试验表明,吉非贝齐可使 HDL-C 上升,TG 水平下降,使冠心病死亡率及心肌梗死下降 22%。

二、血脂异常的分型

血脂异常可分为原发性和继发性两大类。

继发性血脂异常的基础疾病:主要有甲状腺机能过低、糖尿病、慢性肾病和肾病综合征、阻塞性肝胆疾病、肝糖原贮存疾病、胰腺炎、酒精中毒、特发性高血钙、退行球蛋白血症(多发性骨髓瘤、巨球蛋白血症及红斑狼疮)、神经性厌食症等。另外,还有一些药物如噻嗪类利尿剂、含女性激素的口服避孕药、甲状腺素、促进合成代谢的类固醇激素、黄体内分泌素以及某些 β 受体阻滞剂等,也能引起继发性脂质代谢异常。妊娠血脂代谢的变化属生理性。

(一)世界卫生组织分型

将高脂血症分为以下五型,各型的实验室检查、特点及其与临床的联系,见表 3-1。

表 3-1　高脂蛋白血症分型

表型	试管内血清 4 ℃冰箱过夜	区带脂蛋白电泳谱	血脂	备注
I	血清透明,顶端有"奶油层"	CM↑	TC↑,TG↑	不发或少发冠心病,易发胰腺炎
IIa	血清透明,顶端无"奶油层"	LDL-C↑	TC↑↑	易发冠心病
IIb	血清透明,顶端无"奶油层"	LDL-C↑,VLDL-C↑	TC↑↑,TG↑	易发冠心病
III	血清透明,顶端有"奶油层"	介于 LDL-C 与 VLDL-C 间的 βVLDL-C↑	TC↑↑,TG↑	易发冠心病,需超速离心后才能确诊
IV	血清透明,顶端无"奶油层"	VLDL-C↑	TC↑,TG↑↑	易发生冠心病
V	血清透明,顶端有"奶油层"	CM↑,VLDL-C↑	TC↑,TG↑↑	少发冠心病

(二)血脂异常简易分型

惯用的高脂蛋白血症分型并不是病因学诊断,它常可因膳食、药物或其他环境因素的改变而变化。同时,它所需检测的项目繁多,个别类型的确诊,还需复杂的技术和昂贵的设备。因此,除少数特别难治性顽固性血脂异常患者外,为一般性临床治疗,可不必进行高脂蛋白血症的分型,也无须烦琐地进行其他分类,仅做血脂异常简易分型即可。实际上,血脂异常简易分型已包括了常见的与冠心病发病关系较大的高脂蛋白血症类型。血脂异常简易分型的主要目的在于指导临床医师有针对性地选用各种血脂调节药物。

三、血脂异常的治疗

高脂血症的治疗包括非药物治疗和药物治疗。非药物治疗包括饮食和其他生活方式的调节,如保持合适的体重;减低脂肪,尤其是胆固醇和饱和脂肪酸的摄入量,适当增加蛋白质和碳水化合物的比例,控制总热量;减少饮酒和戒烈性酒,运动锻炼和戒烟;注意抗高血压药物对血脂的影响;此外,血液净化亦用于高脂血症治疗。

高脂血症的药物治疗包括一级预防和二级预防以及已有动脉硬化疾病患者的血脂水平控制。

继发性血脂异常的治疗应以治疗基础疾病为主,当这些疾病被治愈或控制后,或停用某些有关药物后,血脂异常未改善或不满意时,应按原发性血脂异常作进一步处理。另外,当血脂异常继发于某种一时难以治愈或控制的疾病,可在治疗基础疾病的同时,进行调脂治疗。

（一）病因治疗

凡是能找到高脂血症病因的患者，均应积极对病因进行治疗。高血压病者、吸烟者由于血管内皮受损，致使 LDL-C 更容易进入血管壁内；而糖尿病患者由于 LDL-C 被糖化，故容易黏附于血管壁上而进入血管壁内；肥胖和缺乏体力活动也是高脂血症的重要促发因素。

（二）一般治疗

非药物治疗是所有血脂异常患者治疗的基础。不论是冠心病的一级预防或二级预防都需要非药物治疗。

1.饮食治疗

饮食治疗是治疗高脂血症的首选措施，目前是降低已升高的血清胆固醇，同时维持营养上的合理要求。饮食治疗的方案：脂肪酸的热量小于总热量的30%，饱和脂肪酸占总热量的 10% 以下，每天胆固醇<200 mg。应减少食谱中的全脂奶、奶油、动物脂肪、动物内脏、饱和植物油和棕榈油及椰子油，少吃或不吃蛋黄。限制食盐、减少饮酒和戒烈性酒。超重或肥胖病患者的饮食应按"肥胖病"的要求进行。

2.戒烟

吸烟可损伤血管内皮的天然屏障作用，降低血浆 HDL-C 水平，降低其自然抗氧化能力。

3.增加体力活动

体力活动可增加能量物质的消耗，促使血浆 LDL-C 及甘油三酯水平降低，同时升高 HDL-C 水平。每周步行 13 km，大可提高 HDL-C 水平 10%。

4.减轻体重

对于体重超过标准的患者，应减轻体重。减轻体重可降低 LDL-C 水平和提高 HDL-C 水平，降低高血压、糖尿病和冠心病的发病率。

（三）药物治疗

调血脂和抗动脉硬化药物可分为五大类，分别是胆酸螯合剂、贝特类、他汀类、烟酸类及其他。

药物治疗适用于不能进行饮食调节及非药物治疗后疗效不满意的患者。对于冠心病二级预防尤其是急性冠脉综合征的患者，应以他汀类调脂药物治疗，应越早开始治疗越好。原发性血脂异常常常与遗传因素及环境因素有关，治疗应该是长期的，尤其是冠心病二级预防，应根据患者的经济情况选择用药种类、剂量及时间,首要目标要达到靶目标。达到靶目标后,有条件者减量长期服用,无条件者应监测血脂水平,血脂水平异常后重新开始治疗。

2～3 种调血脂药物联合应用,较单一药物疗效更佳,而且由于联合用药时剂量减少而使不良反应减轻。故目前主张,对于较为明显的血脂异常,应尽早联合用药。下列联合用药方式可供参考。

(1)胆酸螯合剂与烟酸类合用:适用于 LDL-C 增高伴或不伴有 TG 增高者。

(2)贝特类与胆酸螯合剂合用:适用于 LDL-C 增高、HDL-C 降低伴或不伴有 TG 增高者。

(3)胆酸螯合剂与他汀类合用:适用于 LDL-C 增高者。

(4)胆酸螯合剂、烟酸类、他汀类联合应用:适用严重家族性高胆固醇血症,可使 LDL-C 水平降低,HDL-C 水平显著升高。

(5)诺衡与美调脂合用:有增加发生肌炎的危险,故应慎用。

某些抗高血压药物可使血脂成分发生异常改变,故使用抗高血压药物过程中应注意其对脂代谢的不良影响。

四、调血脂药的临床应用

(一)胆酸螯合剂

该类药物包括考来烯胺、考来替泊和地维烯胺。

1.作用机制

该类药物为胆汁酸结合树脂,通过阻断胆酸肝肠循环,干扰胆汁重吸收,降低胆汁酸重返肝脏,刺激肝细胞内的胆固醇降解合成新的胆汁酸,从而降低肝细胞中胆固醇浓度。而肠道内的胆酸与药物结合后由大便排出,使血中胆酸量减少,促使肝细胞表面 LDL 受体从血液中摄取胆固醇以合成胆酸,因而降低血浆 LDL 水平,平均下降 15%,同时升高 HDL-C 水平(升高 5%)。

2.临床应用

主要用于治疗单独 LDL-C 水平升高者(Ⅱa 型),以 LDL-C 轻、中度升高疗效较好;严重升高者须与其他类调血脂药物合用。该类药物还可与其他类调血脂药物合用治疗混合型高脂血症。

3.不良反应及注意事项

可有异味、恶心、腹胀、食欲缺乏及便秘。多进食纤维素可缓解便秘。罕见的不良反应有腹泻、脂肪泻、严重腹痛及肠梗阻、高氯性酸中毒等。还有升高甘油三酯的作用,严重高甘油三酯血症禁用此类药物,因此时有诱发急性胰腺炎的可能。

4.药物相互作用

(1)可减少地高辛、噻嗪类利尿剂、四环素、甲状腺素、心得安及华法林的吸收。上述药物应在服用胆酸螯合剂前1~4小时或服用胆酸螯合剂后4小时服用。

(2)可干扰普罗布考、贝特类调血脂药物的吸收,两类药物同服应有4小时间隔。

(3)影响叶酸的吸收,故处于生长期的患者服用该类药物时,每天应补充叶酸5 mg。孕妇及哺乳期妇女需补充更多一些;应于服药前1~2小时服叶酸。

(4)减少脂溶性维生素的吸收,长期服用该类药物者,应适当补充维生素 A、维生素 D、维生素 K 及钙剂。

(二)他汀类调血脂药物

该类药物包括洛伐他汀、辛伐他汀、普伐他汀、氟伐他汀、阿伐他汀、西伐他汀等。

1.作用机制

通过对胆固醇生物合成早期限速酶 HMG-CoA(β 羟 β 甲基戊二酰辅酶 A)还原酶的抑制作用而起作用,在 HMG-CoA 还原酶的作用下,HMG-CoA 转变为甲基二羟戊酸,此为胆固醇生物合成的重要中间环节,从而减少了内源性胆固醇合成,使血浆总胆固醇下降,刺激 LDL 的肝摄取,降低 LDL-C 及 VLDL 的浓度。一般可降低 LDL 30%~40%,是目前已知最强的降低胆固醇药物;还可轻度升高 HDL-C 2%~10%。此外,某些他汀类药物显示抑制巨噬细胞中胆固醇的积聚。现已明确,他汀类药物有多向性效应。他汀类药物的非调脂作用主要包括改善血管内皮功能和细胞功能(平滑肌细胞的迁移、增生、分化),抗氧化过程,加强斑块纤维帽,缩小富含脂质的核心,减轻炎症反应、抑制促凝活性、抑制血小板功能;从而防止斑块破裂、出血及血栓形成,终使斑块稳定,减少冠状动脉事件和减少心血管病死亡率。

2.临床应用

用于治疗严重的原发性高胆固醇血症、有冠心病或其他心血管病危险因素的中等度高胆固醇血症者。还可有胃胀气、胃灼热感、便秘、腹泻、眩晕、头痛、视力模糊、肾衰竭。禁用于活动性肝病、妊娠及哺乳期妇女、对本药过敏者。

3.不良反应及注意事项

主要为肝脏损害和横纹肌溶解,后者随拜尔公司宣布在全球范围内暂停销售西立伐他汀钠(拜斯停),再度引起人们重视。近年来已多有报道指出他汀类药物(β羟基-β甲基戊二酰辅酶 A 还原酶,简称 HMG-CoA 还原酶抑制剂)中的洛伐他汀、辛伐他汀、普伐他汀及西立伐他汀单用或与烟酸、贝特类降脂药(如吉非贝齐)大环内酯类抗生素(如红霉素、克拉霉素)、环孢菌素 A、左甲状腺素、米贝地尔等合用时均引起危及生命的横纹肌溶解症。尤其是他汀类药物与贝特类药物联用,可使横纹肌溶解的危险性增加已是公认的事实,故在美国已禁止这两类药物合用。据报道,全球有 600 万人服用过拜斯停,其中有 34 人怀疑因剂量过大或与吉非贝齐合用导致横纹肌溶解而死亡。一旦疑及由他汀类药物引起的横纹肌溶解症应立即停药,停药后肌痛等症状多在 3 天至 3 个月后消失,CK 多在短期内恢复正常。肌无力可持续至1年后消失。有人给 CoQ_{10} 每天 250 mg 口服,可较快减缓症状。国内有西立伐他汀引起肝功能损害的报道,但未见引起横纹肌溶解症的报道,可能与国内上市晚,使用例数少,剂量小有关。影响细胞存活的潜在试验表明,同等剂量的他汀类药物中,普伐他汀毒性最小,其次为辛伐他汀,而洛伐他汀肌毒性最大。当使用此类药物时,应尽量不与其他药物合用,并嘱患者注意乏力、肌无力、肌痛等症状,并应定期监测血清 CK,一旦有横纹肌溶解症状或血清 CK 明显升高(横纹肌溶解症,血清 CK 可升高至正常值 10 倍以上),应即停药,预后多较好。

4.药物相互作用

(1)与免疫抑制剂(如环孢霉素)、吉非贝齐、烟酸合用,可引起肌病。

(2)与红霉素合用可致肾损害。

(3)可中度提高香豆素类药物的抗凝效果,故两药合用时应适当减低香豆素类药物的用量。

(三)贝特类调血脂药物

该类药物包括氯贝丁酯、苯扎贝特、益多酯、非诺贝特、吉非贝齐等。

1.作用机制

(1)增强肌肉、脂肪、肝脏的 LPL 活性,加速 VLDL 中 TG 的分解代谢,使 VLDL 形成减少,降低血浆 TG 浓度。

(2)降低脂肪组织释放游离脂肪酸数量,并抑制 HMG-CoA 还原酶,减少细胞内胆固醇合成。

(3)增加肝细胞膜上 LDL 受体数量,加速 LDL 由血液中转移到肝细胞内,从而促进血液中胆固醇的清除。

（4）改善葡萄糖耐量。

（5）诱导 HDL-C 产生，使胆固醇进入 HDL-C。

（6）降低血浆纤维蛋白原含量和血小板黏附性。

临床试验表明，诺衡能明显降低血浆甘油三酯（降低 40％）、总胆固醇及 LDL-C，并可升高 HDL-C（升高 20％）水平，使冠心病发病率减少 34％，死亡率减少 26％，对癌症的发生没有影响。力平脂口服吸收良好，若与胆酸螯合剂合用，对降低总胆固醇及 LDL-C 比他汀类的辛伐他汀强，降低 VLDL 和甘油三酯更突出。

2.临床应用

降低 TG 作用较降低 TC 作用强。临床上主要用于降低 TG，如严重高甘油三酯血症（如Ⅲ、Ⅳ、Ⅴ型高脂血症）以及复合性高脂血症患者。此外，本品还能减少血小板聚积，抑制血小板源生长因子，预防和延缓动脉粥样硬化进程。

3.不良反应及注意事项

可有恶心、呕吐、食欲缺乏、一过性肝功能异常、肌炎、阳痿、中性粒细胞减少、皮疹等。可使胆石症的发病率增加。可通过胎盘，故孕妇禁用。有报道指出，氯贝丁酯可使非冠心病的各种疾病的死亡率明显增加，故氯贝丁酯已不适用于临床应用，一些国家已禁用此药。目前主要应用诺衡和力平脂。

4.药物相互作用

有降低凝血作用，与抗凝剂合用时要调整后者的剂量。与他汀类合用可发生横纹肌溶解，甚至死亡，美国禁止两类药合用。

（四）烟酸类调血脂药物

该类药物包括烟酸、烟酸肌醇和阿昔莫司（乐脂平）。

1.作用机制

主要作用是增加脂肪细胞磷酸二酯酶活性，使 cAMP 减少，脂酶活性减低，脂肪分解减少，血浆游离脂肪酸浓度下降，肝脏合成及释放 VLDL 随之减少。同时，抑制肝脏酶活性，减少 HDL 异化作用，提高血 HDL 浓度。本品对 VLDL、IDL 及 LDL 过高的患者均有效。此外，烟酸还有较强的外周血管扩张作用。乐脂平调脂作用平缓，还有抑制血小板聚集及改善葡萄糖代谢等功能，故适用于糖尿病性血脂异常。常用剂量的烟酸类药物可使 LDL 降低 15％，TG 下降 20％，HDL-C 升高 30％。

2.临床应用

可用于大多数类型的血脂异常,如Ⅱa、Ⅱb、Ⅲ、Ⅳ、Ⅴ型高脂血症,既可降低
LDL-C 及 TG,又能升高 HDL-C。与其他调脂药物合用,效果更明显。

3.不良反应及注意事项

该类药物中以烟酸的不良反应较多见。

(1)皮肤潮红、皮疹、瘙痒及胃肠道反应,如呕吐、腹泻及消化不良。

(2)心悸、肝功能减退、视觉异常。

(3)可能刺激溃疡病发作,溃疡病患者禁用。

(4)可升高血糖及引起糖耐量异常,肝病、糖尿病及痛风患者慎用。

(5)长期治疗可出现色素过度沉着,黑色棘皮症及皮肤干燥。

(6)可能加强降压药引起的血管扩张作用,有可能引起直立性低血压。

(7)肾功能不全者慎用乐脂平。

第五节　血管紧张素转化酶抑制剂

血管紧张素转化酶抑制剂(ACEI)为 20 世纪 70 年代后期发现并广泛用于
治疗高血压,特别是治疗肾血管性高血压十分有效的药物。十几年来,随着对肾
素-血管紧张素系统的深入研究,ACEI 的应用指征已逐步扩大。20 世纪 80 年
代初期开始用于治疗心力衰竭,中期证明可减慢动脉硬化的发展,后期证明
ACEI 对肾血流动力学有特殊影响,有的 ACEI 可延缓慢性肾衰竭的发展。
ACEI 可逆转高血压病等所致的左心室肥大,并能减轻、延缓心肌梗死后的左室
重塑,从而减少病死率,提高生存质量。

近年来,由于分子生物学的发展,血管紧张素Ⅱ受体亚型已被复制,非肽类
受体拮抗剂也已被发现并用于临床,使 ACEI 的作用机制又得到了进一步明确。
目前世界上已批准上市的 ACEI 有 16 种以上,正在研究的超过 80 种,而且新的
与潜在的用途不断开发。

一、肾素-血管紧张素系统(RAS)

(一)概述

传统的观点认为 RAS 是指肾素-血管紧张素-醛固酮系统,与人体内血管舒

缩及水电解质平衡调节密切相关。肾素是一种蛋白水解酶；对底物要求极为严格，只作用于血管紧张素原，生成 Ang Ⅰ。血浆中的肾素主要来自肾脏靠近入球小动脉壁上的颗粒细胞（球旁细胞）合成的前肾素原。前肾素原经降解（去氨基酸）和修饰（糖化）而形成肾素原，再经尚未查明的蛋白酶水解（去氨基酸）而成为活性的肾素。肾素原和肾素同储存于球旁细胞或进入循环，血浆中肾素原的浓度是肾素浓度的十几倍。促进肾素从球旁细胞分泌的主要因素有：①β_1 交感活性增加；②低动脉压；③低钠饮食或利尿治疗时远曲小管中钠的重吸收减少。其他参与调节因素尚有：Ang Ⅱ 的负反馈调节机制，血管升压素的抑制作用，抗利尿激素的抑制作用，前列腺素的刺激作用，吲哚美辛抑制失血和钠耗竭的促分泌，多巴胺、组织胺及低血钾的促分泌释放。肾素分泌的细胞内机制尚不完全清楚，肾素生成细胞内的 cAMP 浓度升高使肾素释放增加，细胞内 Ca^{2+} 浓度升高抑制肾素分泌，钙通道阻滞剂维拉帕米可拮抗抑制肾素分泌作用。

血管紧张素原：血管紧张素原为肾素的底物，属 α_2 球蛋白，在肾素的作用下，转变为 Ang Ⅰ。主要由肝脏合成后释放入血，平日在肝脏的贮存量很少，但在某些刺激下迅速合成和释放。Ang Ⅱ 可刺激其合成，肾素则抑制之。此外，雌激素、糖皮质激素、甲状腺素均可加强其合成与释放。

血管紧张素转化酶（AngiotensiN-converting enzyme，ACE）：ACE 为肽基二肽水解酶，其基本功能是将 Ang Ⅰ 转化为 Ang Ⅱ 和降解缓激肽（BK）。ACE 可分为组织 ACE 和血浆 ACE。组织 ACE 大量存在于血管内皮细胞的膜表面，也存在于血管平滑肌的中层膜内和突触体内。ACE 又称激肽酶 Ⅱ，是有 2 个含锌基团的蛋白酶，然而只有一个锌原子在高亲和力部位，此部位与 Ang Ⅰ 或所有 ACEI 发生作用。ACE 不仅催化 Ang Ⅰ 转化为 Ang Ⅱ，还催化激肽降解酶、降解缓激肽、吗啡肽、心钠肽、脑钠肽，促黄体生成释放激素 LHRH、神经素等，这些物质都直接或间接的参与了血压的调节。

血管紧张素：迄今已鉴别出数种 Ang，如 Ang Ⅰ、Ang Ⅱ、Ang Ⅲ、Ang Ⅴ、Ang（1～7）。Ang Ⅰ 是 Ang Ⅱ 的前体，无特异受体，也无生物活性。Ang Ⅲ 作用于 Ang Ⅱ 受体，其生物效应与 Ang Ⅱ 相似。Ang（1～7）可由 Ang Ⅰ 或 Ang Ⅱ 生成。Ang Ⅱ 是 RAS 的主要活性肽，作用于 Ang Ⅱ 受体，产生目前已知的全部 RAS 的生物学效应。

血管紧张素受体：目前研究最多的是 Ang Ⅱ 受体（AT）。AT 可分为 AT_1、AT_2、AT_3、AT_4 等，其亚型有 AT_{1A}、AT_{1B}、AT_{1C} 等。

(二)局部组织的 RAS

ACEI 的急性降压作用肯定与循环中的 Ang II 水平降低有关。但 ACEI 不仅能治疗高肾素型高血压患者,而且治疗低肾素型高血压患者亦有效,提示 ACEI 有其他降压机制存在。近年来研究发现,除循环 RAS 外,尚存在局部组织 RAS。局部组织生成的 Ang II 反映了肾素——血管紧张素的自分泌和旁分泌作用。血管、肺、心肌、脑、肾脏以及睾丸中均发现有局部组织 ACE 活性。

1.肾脏

肾内局部 RAS 对肾脏血流动力学起调节作用。位于近曲小管的 ACE 将 Ang I 转化为 Ang II,通过增加 Na^+、H^+ 交换及其他可能机制促进 Na^+ 在近曲小管吸收。它还参与许多其他重要生理和病理过程,如肾小管-肾小球反馈、肾-肾反射、高蛋白饮食对肾血流动力学的影响以及肾小球硬化等。

2.心脏

心肌细胞可产生 Ang II,右心房含量最多,其次为左心房、右心室、左心室。ACE 遍及全心脏,其中在心房、传导系统、血管和心瓣膜分布最多。Ang II 能使心肌细胞肥大。

3.血管

肾素在主动脉、大小动脉及微动脉各层均有分布。在许多血管床中,局部生成的 Ang II 是 Ang II 的主要来源。Ang II 还存在于静脉中。

4.脑

脑内存在肾素、血管紧张素原、ACE、Ang II 及其受体,脑内生成的 Ang II 参与血压的调节。

(三)RAS 与心血管疾病

Ang II 是 RAS 的主要活性肽,其作用于 AT_1、AT_2 等受体,产生下列作用:①直接使小动脉平滑肌收缩,外周阻力增加;②使交感神经冲动发放增加;③刺激肾上腺皮质球状带,使醛固酮分泌增加,从而使肾小管远端集合管钠再吸收加强,导致体内水钠潴留。

RAS 在病理状态下发生下列作用。

1.高血压

肾动脉狭窄后,血浆肾素活性(PRA)及 Ang 水平升高,从而引起肾血管性高血压。肾实质性高血压病因较为复杂,其中肾素依赖型高血压与 RAS 关系更为密切。原发性高血压可分为高肾素型、正常肾素型及低肾素型三类,但 ACEI

治疗均有效,提示局部组织 RAS 可能参与其发病机制。

2.充血性心力衰竭

心力衰竭时,交感神经张力增高,RAS 被激活,心脏前负荷增加,外周阻力增加,形成恶性循环,使心力衰竭加重。

3.心血管重构

心脏与血管系统在受到急慢性损伤(如心肌缺血、心肌梗死、高血压、心力衰竭)时,发生形态学改变,称之为心血管重构或重塑。

(1)心脏重构:①心肌细胞肥大与增生,如高血压、心肌缺血时;②左室扩大但室壁不增厚,如主动脉返流时;③心肌细胞间质合成增加,如心肌缺血/梗死时;④冠状血管与内皮细胞增生。

(2)血管重构:①血管增生,长出新的血管,原有的血管减少;②平滑肌细胞的数量与大小增加;③血管壁的细胞外间质组成改变。血管重构的功能性变化使血管收缩性增强。

(四)RAS 的研究新进展

细胞生物学和分子生物学研究发现,在心脏和血管组织中存在 RAS 的成分。包括肾素、血管紧张素原、血管紧张素酶、血管紧张素转化酶(ACE)等,因此,在组织局部可以合成 Ang Ⅱ,产生病理生理效应。用 RT-PCR 的方法可以在心脏和血管组织中检测到有少量肾素 mRNA 的表达;心肌单核巨噬细胞中存在肾素样活性,也有肾素的 mRNA 的表达。在心力衰竭时,心肌中的肾素含量远高于循环中的水平,但与心肌肾素含量及局部肾素的 mRNA 表达水平不成比例;进一步研究发现,此系心肌和冠状动脉细胞膜结合和摄取循环中的肾素能力增加所致。心肌、主动脉、肠系膜动脉中含有血管紧张素原的 mRNA 血管平滑肌和血管内皮细胞可以合成 Ang Ⅰ 和 Ang Ⅱ,心肌梗死区周围组织中的血管紧张素原 mRNA 表达也增强。

心脏和血管壁中含有丰富的 ACE,主要来自自身的合成,可检测到其mRNA 的表达。组织中 ACE 含量占总量的 $90\% \sim 99\%$,只有 $1\% \sim 10\%$ 的ACE 存在于循环中。组织 ACE 主要存在于内皮细胞的腔表,催化基团暴露在细胞表面。组织中的血管紧张素酶使局部生成的 Ang Ⅱ 降解,不释放到血液中,因此不增加循环中的 Ang Ⅱ;同时也说明组织 RAS 的产物只在局部产生作用。组织局部的 RAS 及其产物,受循环 RAS 的影响较小。

实验证明,组织 RAS 在心血管疾病的发生和发展中起到了非常重要的作用,这些作用主要是通过 Ang Ⅱ 本身和激肽释放酶系统的作用而完成的。

AngⅡ有强烈的缩血管作用,提高血管对儿茶酚胺的反应性,促进血管平滑肌细胞的增生、增殖、肥大和迁移,使血管壁增厚,这种作用可被 AT_1 受体拮抗剂抑制,但不受循环压力及循环 RAS 的影响。AngⅡ是细胞凋亡的抑制剂,其含量增加时使细胞凋亡减少,从而使血管中细胞数量增加,促进血管重塑。

组织 RAS 另外的作用途径是经过激肽-激肽释放酶系统产生局部效应。激肽是一种扩血管物质,主要通过 β_2 受体产生效应。缓激肽在组织中由激肽酶Ⅱ降解,而 ACE 有激肽酶Ⅱ的活性;因此,如果 ACE 受抑制,则缓激肽降解减少,缓激肽浓度在局部升高,使血管扩张,产生一定的降压作用。缓激肽还可增加血管内皮细胞中 cGMP 含量,促进内皮依赖性舒张因子(EDRF)的释放,促进一氧化氮(NO)与前列环素(PGI_2)释放;进而使血管舒张,而 β_2 受体拮抗剂可阻断这种效应。缓激肽还作用于环氧化酶,使 PGI_2 生成增加,PGI_2 可显著抑制心脏或纤维细胞的前 a(Ⅰ)和前 a(Ⅲ)型胶原 mRNA 的表达,从而抑制了胶原的合成,β_2 受体拮抗剂 HE140 可阻断这方面的作用。

二、ACEI

ACE 为含 Zn^{2+} 的蛋白,有两个"必须结合部位",一个或几个"附加结合点"ACEI 与 ACE 有一定的结合点,结合的基团可以是巯基(SH^-)、羧基(COO^-)或次磷酸基(POO^-),其共同基本作用是与 ACE 的活性部位 Zn^{2+} 结合,使之失去活性。一般而言,含羧基与次磷酸基的 ACEI 比含 SH 的与 ACE 结合更牢固,故作用强而持久。

目前国外已批准上市的 16 种 ACEI 制剂,可分为三类:一是其结合基团含硫或巯基,如卡托普利;二是其结合基团含羧基,如依那普利;三是其结合基团含次磷酸基,如福辛普利。ACEI 的活性形态是与酶的 Zn^{2+} 结合的基团必须为巯基(SH)或羧基(COOH)者。但许多 ACEI 为前药,此一基团为酯类:$COOC_2$ H_5,必须在体内转化为 COOH,如依那普利转化为依那普利酸;含 SR 基因必须在体内转化为 SH,如左芬普利转化为左芬普利酸;而福辛普利必须转化为福辛普利酸等,才能发挥其药理作用。

(一)作用机制

ACEI 的作用机制包括:①减少 AngⅡ 的生成作用。②通过 BK 的作用,激活与 G-蛋白偶联的激肽 B2 受体,进而激活磷酸酯酶 C,产生 IP3,释放细胞内 Ca^{2+},激活 NO 合成酶,产生 NO,同时诱生 PGI_2。NO 与 PGI_2 都有舒张血管、降低心肌耗氧量、抗血小板聚集、防止血栓形成和心血管细胞肥大增生的作用。③抑制交感神经递质的释放。④抗氧化与自由基清除作用。⑤抑制缓激肽降解。⑥调节血脂,抑制血小板凝集。

(二)药理作用

血管紧张素转化酶(ACE)的基本功能是将 Ang Ⅰ 转化为 Ang Ⅱ 和降解缓激肽。ACE 还催化降解吗啡肽、心钠肽、脑钠肽、促黄体生成释放激素 LHRH、神经素等,它们都直接或间接地参与血压的调节。ACEI 是抑制 ACE 的活性,从而减少了 Ang Ⅱ 的生成,使循环和局部组织中 Ang Ⅱ 的浓度下降,并使缓激肽等生物活性物质的浓度升高,从而发挥着重要的生理功能和生物学效应。ACEI 对心脏和血管的保护作用主要通过对组织中 ACE 的抑制并作用于激肽-激肽释放酶系统实现的。抑制局部 Ang Ⅱ 的生成,心脏和血管中 AT_1 受体表达下降,局部醛固酮生成减少;减少局部缓激肽降解,局部浓度增加;使心脏氧供给平衡,抗动脉粥样硬化,改善心肌缺血,逆转左室肥厚且改善心功能。

1.治疗高血压

ACEI 的降压作用涉及多种机制:①抑制循环内及组织内 RAS;②减少末梢神经释放去甲肾上腺素;③减少内皮细胞形成内皮素;④增加缓激肽、EDRF、PGI_2;⑤减少醛固酮分泌,增加肾血流,减少钠潴留;⑥对中枢的作用,可能与激肽、P 物质、鸦片样多肽、加压素、心钠素等作用有关。上述作用机制均使血管扩张外周阻力减低,使血压下降。

2.减轻左心室肥厚

左心室肥厚(LVH)是发生心脏事件的重要危险性因素,它增加心源性猝死、心肌缺血、心力衰竭与室性心律失常的发生率。ACEI 减轻左室肥厚的机制与其抑制 Ang Ⅱ 生成、阻止缓激肽降解、刺激前列腺素合成及抑制儿茶酚胺释放有关。这些作用的结果,使动脉血管的顺应性增加,并提高了大动脉的缓冲作用,减轻高血压切应力对血管的损害,并使冠状动脉扩张。ACEI 抑制新胶原形成和改善心肌纤维化,逆转心肌细胞肥大,从而使心肌肥厚消退,并防止心室扩大。

3.延缓和减轻血管重构

Ang Ⅱ 通过下列机制引起血管重构:①使血管平滑肌细胞肥大、增殖,血管平滑肌从中层向内膜下迁移,并转化为成纤维细胞,产生大量的纤维组织,使血管硬化;胶原含量增加,收缩成分减少,并使血管腔狭窄。②炎性细胞浸润,使血管壁更加硬化。③内皮功能减弱,血管对舒血管物质的反应性降低。④内皮功能减弱,使血小板易在破损的内皮上黏附、聚集,加上脂质浸润、附壁血栓形成,动脉粥样硬化,斑块纤维化、钙化,最终导致动脉壁上动脉粥样硬化形成和血管重构的形成。此外,Ang Ⅱ尚有增加纤溶酶原激活物抑制物含量,抑制纤溶作用,使血管壁上血栓易于形成。ACEI减少 Ang Ⅱ 的生成,因此能减轻、阻止或逆转上述过程,故能延缓和减轻血管重构过程。

4.治疗心力衰竭

ACEI 与利尿剂、洋地黄、β受体阻滞剂合用,是治疗高血压心力衰竭的首选治疗方案。心肌梗死后患者常规使用 ACEI,可减少心力衰竭的发生,尤其是在左室肥厚的基础上,并有左室舒张功能障碍者。在已接受地高辛和利尿剂的心力衰竭患者,加用 ACEI 后,心脏指数(CI)增加,而肺楔压、全身血管阻力及平均动脉压下降,降低心室收缩及舒张末期内径,增加冠状窦氧含量,降低心肌氧耗。这些作用可能与其减轻心脏前后负荷、增加左室做功和射血分数有关。同时,与神经体液改变,如增加血浆肾素,降低 Ang Ⅱ、醛固酮、去甲肾上腺素、肾上腺素及加压素等亦有关。

5.治疗左室重构

ACEI 对心肌梗死的急性期、亚急性期和慢性期均有良好作用。左室重构是指左心室梗死区的扩张、心室壁变薄、心腔扩大、非梗死区心肌肥厚,这一过程最终可导致心脏泵功能障碍,并使心脏性猝死的发生率增加。ACEI 能抑制肾素,Ang Ⅱ 活性,改善室壁膨胀程度,减轻重构过程中的心肌肥厚,改善血流动力学,可使死亡的危险性减少 21%,使充血性心力衰竭的危险性降低 37%。

6.抗动脉粥样硬化

ACEI 可降低血压,减少血管平滑肌细胞增生、肥厚、迁移,增加细胞凋亡,保护内弹性板,减少炎性细胞浸润,改善血管舒张,稳定脂质斑块,改善内皮功能,稳定纤溶系统。

ACEI 促进内皮细胞保持完整的功能与缓激肽有关。高血压、动脉粥样硬化等情况下,血管内皮细胞内氧自由基生成增加,使 NO 生成减少,血管的内皮依赖性舒张功能受损。ACEI 抑制血管局部的 RAS 系统,从而改善了内皮细胞功能;局部 Ang Ⅱ 合成减少使细胞内氧自由基生成减少,同时由于缓激肽降解减少,共同促进了内皮细胞 NO 的合成,促进血管舒张。

7.稳定纤溶系统

Ang Ⅱ 作用于血管内皮细胞的 AT_4 受体,促进细胞分泌纤溶酶原激活物抑制物 I(PAI-I)增加,而由于 ACE 使缓激肽降解,从而使纤溶系统中另一类重要物质——内皮细胞产生的纤溶酶原激活物(包括尿激酶和组织型纤溶酶原激活物 tPA)减少,因此纤溶系统平衡失调。对急性心肌梗死患者使用小剂量雷米普利治疗的结果表明,ACEI 使患者的 PAI/tPA 比值正常,PAI-I 抗原较治疗前降低 44%,PAI-I 的活性降低 22%,而血浆 tPA 水平无明显变化,表明 ACEI 作用于组织 RAS 时,一方面抑制 AngⅡ 的生成,另一方面,通过增加缓激肽使纤溶系统保持平衡。

8.抗心肌缺血

ACEI 通过降低血管中的 AngⅡ,进而降低动脉张力,改善其顺应性,心室张力下降,前后负荷减少,从而使心肌的氧供需平衡。AngⅡ引起的冠状动脉收缩是一种急性效应,而治疗的改善效应较慢,这与改善血管内皮细胞功能,改善血小板黏附、聚集,改善冠状动脉重塑及抗动脉粥样硬化有关。ACEI 的抗心肌缺血作用部分是继发于内皮细胞产生的 NO 的效应。

9.改善胰岛素抵抗

一般认为,如果血胰岛素水平增高,而血糖未见相应减低,提示有胰岛素抵抗存在。胰岛素抵抗是机体组织细胞对胰岛素促进血糖摄取作用的敏感性下降,使血糖水平升高,从而进一步刺激胰岛素释放。胰岛素抵抗称之为代谢性心血管综合征(胰岛素抵抗综合征、X 综合征),即肥胖、2 型糖尿病、高血压、动脉粥样硬化、血脂紊乱并存。胰岛素抵抗能引起 LDL 和 TG 水平升高,HDL 降低,并通过其他途径参与冠心病发病。ACEI 能降低胰岛素抵抗,增加胰岛素的敏感性,对防治冠心病有重要作用。

10.保护肾脏

ACEI 能改善或阻止Ⅰ、Ⅱ型糖尿病患者的肾功能恶化,减轻蛋白尿,阻止肾小球滤过率下降。对轻中度肾功能减退的高血压伴糖尿病患者,ACEI 的肾脏保护作用胜过利尿剂、β受体阻滞剂、钙通道阻滞剂等。对高血压合并肾功能不全也有保护作用。ACEI 保护肾脏和延缓肾脏病变的机制可能:①降低血压,使肾脏的损害减轻;②降低肾小球毛细血管跨膜压,改善高滤过、高灌注病理状态;③改善肾小球毛细血管选择滤过屏障功能,减少蛋白尿,减轻系膜细胞的吞噬;④减少细胞因子和其他炎症趋化因子产生,减少细胞外基质增生;减少氨的形成,从而减少了补体在肾小管间质聚集。

此外,ACEI 对各种肾损害如肾实质性损害、流行性出血热肾损害、狼疮性肾炎也有较好疗效。

(三)临床应用

1.治疗高血压

ACEI 治疗高血压的作用机制和药理作用详见前述,其适应证为:①原发性高血压;②肾实质性高血压;③肾上腺疾病(如醛固酮综合征、嗜铬细胞瘤、肾上腺皮质功能亢进症)引起的高血压;④老年人高血压;⑤心绞痛合并高血压;⑥血脂异常合并高血压;⑦糖尿病合并高血压及X综合征;⑧慢性阻塞性肺病合并高血压;⑨痛风合并高血压;⑩高血压合并左室肥厚;⑪高血压合并心肌梗死;⑫高血压合并心力衰竭;⑬高血压合并肾损害。

ACEI 降压作用的特点是作用强、不良反应少,最大优点是对糖代谢及脂代谢有良好影响,对动脉粥样硬化有防治作用,对血管、心肌及肾脏有保护作用。原发性高血压患者中,60%～70%对 ACEI 有降压反应,如同时加用利尿剂,则有 80%～85%的患者可获得降压效果。使用 ACEI 降压时需限盐。ACEI 与 β 受体阻滞剂合用,不及与利尿剂合用。ACEI 与钙通道阻滞剂合用,为合理配伍,因两者对中枢不良反应少,对血脂代谢不良反应少,并且对肾功能有益。ACEI 还适用于重度或顽固性高血压,为糖尿病或痛风合并高血压的首选药物。ACEI 并用利尿剂也是治疗高血压心力衰竭的首选药物。ACEI 是间歇性跛行的最佳治疗之一。ACEI 对减低左室肥厚最有效,且适用于高、低肾素水平的高血压患者。

ACEI 的禁忌证主要有:①高钾血症;②严重肾衰竭;③单肾单侧或双肾双侧肾动脉狭窄;④主动脉狭窄;⑤严重梗阻型心肌病;⑥妊娠妇女(因 ACEI 有致畸作用);⑦对 ACEI 过敏或因不良反应而不能耐受者。

2.治疗充血性心力衰竭

ACEI 治疗心力衰竭是近代药理学的一大重要进展。ACEI 能延长患者寿命,改善预后。它能改善心力衰竭患者血流动力学和器官灌流,与利尿剂合用是治疗心力衰竭的最好选择。高血压合并心力衰竭时首选 ACEI 治疗。

ACEI 治疗充血性心力衰竭的一般性作用机制如下。

(1)ACEI 的多种效应:阻止循环中及局部组织中 Ang Ⅰ 转化为 Ang Ⅱ,直接或间接通过代偿反应的减退而降低循环中儿茶酚胺含量,降低血浆中增压素含量。此外 ACEI 还抑制具有扩血管作用的缓激肽的降解,提高其血中浓度。缓激肽可激活具有扩血管作用的 PGI_2 和 NO 的合成。

(2)对血流动力学的影响:ACEI 能明显降低全身血管阻力、平均动脉压、肺动脉压、肺楔压及右房压,略降心率,增加心排血量。同时改善心脏舒张功能,增加脑血流量,降低后负荷、室壁压力及心肌氧耗量,降低肾血管阻力,增加肾血流量。

(3)对其他调节系统的作用:ACEI可恢复下调的 β 受体至正常量,同时增加 Gs 蛋白量而增加腺苷酸环化酶的活性,使已升高的血浆心钠素浓度恢复正常,增强压力感受器的敏感性而促使心率减慢,同时还能提高副交感神经张力。

(4)阻止心肌及血管壁肥厚的作用:长期使用 ACEI,能有效地阻止心室肥厚与心肌纤维化,逆转已出现的纤维组织和肌层内冠脉壁的增厚,提高血管顺应性。应用 ACEI 后缓激肽含量增加,也有助于阻止心肌肥厚;缓激肽能促进 NO 和 PGI_2 生成,它们有抗有丝分裂(抗生长)作用,故对减轻左室肥厚也发挥着有益作用。

近年来,几个大规模多中心随机对照双盲临床试验证实,ACEI 治疗充血性心力衰竭优于其他血管扩张药,它能缓解或消除症状,改善血流动力学变化与左室功能,提高运动耐力,改进生活质量,逆转心室肥厚等,并且明显降低病死率。

ACEI 几乎适用于任何原因所致的心力衰竭,包括舒张性及收缩性心力衰竭、有或无症状性心力衰竭、心肌或瓣膜性疾病引起的心力衰竭及梗死后心力衰竭。但下列情况应示为禁忌证:原已有低血压、双侧肾动脉狭窄合并高血压性心力衰竭、主动脉狭窄合并充血性心力衰竭以及严重心绞痛合并充血性心力衰竭。此外应注意 ACEI 治疗心力衰竭时可对肾功能有不利影响。ACEI 治疗充血性心力衰竭的有效率高达 85%。左房压很高、血清肌酐升高,经袢利尿剂治疗引起低钠血症的患者,ACEI 治疗可无效,无效者中黑人占有相当比例。使用一种 ACEI 治疗无效时,改用另一种 ACEI 也不会有效;此时改用传统血管扩张剂可能会收到效果。

ACEI 与其他药物联合应用治疗充血性心力衰竭是临床上经常遇到的问题。Kromer 等报告,早期心力衰竭患者在应用利尿剂的基础上给予较短期的 ACEI 治疗要比地高辛疗效好,地高辛对这类患者并不产生效果;推测这些早期心力衰竭患者的主要问题是舒张功能障碍。ACEI 可与地高辛合用,不仅提高运动耐力,而且提高左室射血分数。ACEI 与利尿剂、地高辛合用治疗中、重度心力衰竭的疗效比单一药物疗效更好,从中撤除地高辛会引起心功能恶化。目前认为采用 ACEI、利尿剂、地高辛三联治疗充血性心力衰竭是合理的治疗。现有资料表明,治疗心力衰竭患者时,在上述常规三联治疗的基础上加用 β 受体阻滞剂,可给大部分患者带来益处。

3.治疗冠心病

ACEI 治疗心绞痛的作用未被证实,其抗心律失常作用仍需验证。ACEI 用于心肌梗死后治疗可明显降低病死率,这与阻滞梗死后左室重构、保护心功能、预防充血性心力衰竭和减少再梗死有关。此外,ACEI 的抗动脉硬化和对整个心血管系统的保护作用,都对冠心病的治疗有利。但心肌梗死后何时使用 ACEI 以及使用多长时间尚无定论,目前一般主张心肌梗死发病后 24～36 小时内使用 ACEI。急性心肌梗死急性期后,如果患者是大面积袭击梗死,合并心功能不全或出现室壁瘤征象,则应长期服用 ACEI。ACEI 对缺血心肌的保护作用可能与下列机制有关。

（1）ACEI 可减轻 Ang Ⅱ 的缩血管和正性肌力作用,故减低心肌耗氧量;充血性心力衰竭患者使用 ACEI 后,可降低冠状血管阻力和改善心肌的乳酸代谢。

（2）ACEI 具有间接抗肾上腺素能作用,减低血浆去甲肾上腺素水平和血管收缩。临床观察表明,培哚普利可缓解心绞痛,降低心绞痛后左室充盈压;依那普利可改善起搏诱发的心绞痛。

（3）观察表明,卡托普利能防止心肌梗死后心力衰竭和再梗死;减轻 ST 段压低程度和收缩末期容积,降低心肌耗氧量。

（4）ACEI 可减轻心绞痛患者对硝酸盐的耐药性,提高硝酸盐的治疗效果。

4.对糖尿病肾病及其他肾病的疗效

ACEI 能改善或阻止 Ⅰ、Ⅱ 型糖尿病患者的肾功能恶化,减轻蛋白尿,阻止肾小球滤过率下降。对有轻中度肾功能减退的高血压伴糖尿病患者,ACEI 的肾脏保护作用胜过利尿剂、β受体阻滞剂,钙通道阻滞剂等,对高血压合并肾功能不全者有保护作用,可减轻蛋白尿。其疗效机制可能与舒张出球小动脉的作用有关。但重度肾功能减退或肾衰竭以及伴有肾血管病变(如肾血管阻塞、肾血管硬化)者忌用 ACEI,因 ACEI 舒张出球小动脉可降低肾小球毛细血管压,从而降低肾小球滤过率,加重或诱发肾衰竭。但亦有报告肾衰竭患者口服卡托普利 12.5～25 mg,一天 3 次,3～12 个月后患者血压、尿蛋白定性、血肌酐均有不同程度改善,总有效率达 90%。据报道卡托普利、贝那普利对肾脏功能有确切的保护作用。此外,卡托普利对流行性出血热肾损伤、狼疮性肾炎均有较好疗效。

5.防止心脏与血管病理性重构

ACEI 可防治心肌梗死与高血压引起的心室扩大与肥大和血管增生肥厚等心血管重构变化,并且此作用与其他的降压作用无必然联系。ACEI 的这一作用是由缓激肽激活 B_2 受体所介导。ACEI 的抗心肌肥大与血管增生作用具有重要临床意义。

6.其他作用

(1)ACEI具有抗动脉粥样硬化、抗心肌缺血、保护心肌作用,已如前述。此外ACEI还可以提高心力衰竭患者对洋地黄的敏感性,改善胰岛素抵抗患者对胰岛素的敏感性。

(2)由于大脑内可生成血管紧张素原,脑组织中亦有AngⅡ受体(AT),且其激活与某些高血压有关,故ACEI有可能与这些受体相互作用,并与自主神经和中枢神经系统相互影响。ACEI通过以下四种机制影响中枢神经功能:①间接影响去甲肾上腺素的释放量;②作用于压力感受器;③调节脑血流;④调节高级神经中枢的情绪活动。但ACEI对脑组织的作用及其效应仍有待于进行深入研究。

(3)甲状腺功能亢进症患者服用卡托普利2~9周后,可使临床症状基本消失,T_3、T_4、γT_3大多恢复正常水平,临床治愈率达80%。其作用机制可能是卡托普利抑制某种酶,使T_3、T_4降低。

(4)肝硬化腹水患者的肾素-血管紧张素-醛固酮系统比较活跃,ACEI使AngⅡ活性降低,扩张血管,在全身动脉压下降的同时,肝血流量,肝静脉楔压及肾血管阻力下降,有利于腹水的消退和保护肾功能,卡托普利与呋塞米合用,疗效更好。

(5)毛细支气管炎的患者在止咳、祛痰、抗生素、吸氧、有心力衰竭时在使用洋地黄的基础上,加服卡托普利0.5~1 mg/kg,一天3次,有助于缓解症状,可使喘憋消失,肺部哮鸣音消失,总有效率为78.8%。

(6)慢性活动性肝炎患者在综合治疗的基础上,每天口服卡托普利75 mg,疗程3个月,血清胆红素及转氨酶恢复正常分别为93.2%及93.1%,而对照组分别50%和57.1%。

(7)原发性醛固酮增多症:患者服用卡托普利25 mg,2小时后测定血浆肾素活性、AngⅡ及血醛固酮浓度,有助于鉴别是腺瘤还是增生所致的醛固酮增多症。由增生引起者,服药后2小时三项指标显著降低;而腺癌引起者,三项指标无明确变化。此外,卡托普利与安体舒通合用,可使绝大多数增生患者的血压得到控制。

(8)类风湿性关节炎:患者服用卡托普利25 mg,一天3次,2~4周后关节肿胀、疼痛减轻或消失,晨僵基本缓解,体温正常或接近正常,血沉恢复正常,总有效率为91.4%,于治疗12~16周后抗核抗体转阴,类风湿因子转阴。

（9）肾移植术后红细胞增高症，患者服用卡托普利 25 mg，一天 3 次，服药 2 周～2 月，治愈率达 100％，停药后 3 个月无复发。其机制可能是卡托普利抑制肾素-血管紧张素活性，改善肾缺血缺氧状况，从而减少了红细胞生成素的分泌。

（四）不良反应及注意事项

1.咳嗽

咳嗽是 ACEI 最常见的不良反应，发生机制不清楚，可能与 RAS 被抑制有关，也可能与其他机制有关，如 ACEI 对肺组织中炎性介质缓激肽裂解的抑制，以及前列腺素、P 物质等局部炎性介质增加等。咳嗽一般出现在用药后 1 个月，可延迟到停药后 1 个月内才消失。吸烟者及女性多见。咳嗽于夜间加重，有患者咳嗽音质发生改变，如声音嘶哑，有的有咽喉不适。患者常表现为持续性干咳，有时难以忍受而不得不停药。更换另一种 ACEI 有可能消除药源性咳嗽。

新近报道 ACEI 可引起喘息和呼吸困难，常伴发鼻炎、血管神经性水肿和皮肤改变。吸入色甘酸钠可能是治疗 ACEI 引起咳嗽的一种有效治疗方法。

2.皮疹

在用 ACEI 治疗高血压时，皮疹的发生率大致为 1％～5％。皮疹多呈瘙痒型斑丘疹，好发于上肢及躯干上部。常于治疗 1 个月内出现。可持续数小时或数天，一般不影响 ACEI 的继续使用。在 ACEI 中卡托普利的皮疹发生率最高，曾认为与其所含巯基有关，近来研究认为主要与使用剂量较大有关。其发生机制可能是由于 ACEI 对激肽酶 II 的抑制作用，致皮肤内激肽活性增高及产生组胺介导的炎性反应。虽然有时皮疹在 ACEI 之间有交叉反应，但试行更换药物可减少皮疹的发生。

3.低血压

所有 ACEI 均可引起低血压，治疗前患者血浆肾素和 Ang II 的浓度越高，越易发生低血压。低钠、利尿、呕吐、腹泻、年老体弱、肾素依赖型肾血管性高血压及充血性心力衰竭者更易发生低血压。先前已有肾功能损害和急性动脉狭窄者，首剂低血压的危险性较大。为防止发生低血压，应在治疗开始时便注意体液监测，纠正脱水、调整或停用利尿药，或先给予短效 ACEI 如卡托普利；已发生严重低血压者应给予对症处理。

4.高钾血症

ACEI 都有减少醛固酮分泌的作用，但其潴钾作用不重，很少引起严重高钾血症。当摄入钾增加或排出减少时容易发生，此种危险多见于先前已存在肾功能不全者。低醛固酮血症也是应用 ACEI 发生高钾血症的一个危险因素。使用保钾利尿剂或补钾有使血钾升高的危险。为避免 ACEI 引起高钾血症,在使用 ACEI 前应充分评价肾功能,避免诱发因素,并及时定期监测血钾水平。

5.急性肾功能损害

ACEI 所致肾功能损害与下列因素有关:持续的低血压致肾灌注量下降及肾小球滤过率降低、Na^+ 和/或体液量丢失、合用利尿剂及非甾体消炎药等,老年人、即往已有肾功能减退和糖尿病或低血压者,发生急性肾功能减退的危险性更大。ACEI 引起的肾脏损害多是无症状性的,撤药后多可恢复。一旦发现急性肾功能损害,应停用利尿剂,并予补钠,仍无效时,应减少或停用 ACEI。

6.味觉改变

表现为味觉丧失,金属味觉,甜味觉或味觉失真,发生率为 1.6%(卡托普利),大剂量时发生率可达7.3%。味觉障碍通常是可逆的,具有自限性,一般不超过 2~3 个月,有时会影响患者食欲,生活质量,以致使体重下降。

7.血液系统改变

可发生血红蛋白及血细胞比容下降,白细胞及粒细胞减少症。合并肾病、胶原性血管炎、自身免疫性疾病或使用免疫抑制剂,可使白细胞计数减少的发生率大大增加。

8.肝脏毒性

较为罕见,但较严重。肝损害常有胆汁淤积,一般停药后可恢复。

9.血管神经性水肿

发生率为 0.1%~0.2%,以服药第一周内多见,且与剂量无关。目前认为可能与免疫、激肽、遗传或环境等因素有关。血管神经性水肿仅表现轻微症状者,停药数天后便消失,偶可发生喉痉挛、水肿、呼吸衰竭等严重不良反应。

(五)药物相互作用

1.利尿剂

其与噻嗪类利尿剂合用,降压疗效增强,并减少噻嗪类利尿剂所致的低血钾。噻嗪类利尿剂可减少血容量,增加 Na^+ 排泄,但可继发性引起 RAS 活性增强及 AngⅡ 生成增加,故其降压疗效受限,与卡托普利等 ACEI 合用不仅降压作用好,而且 ACEI 还可减轻甚至防止噻嗪类利尿剂造成的糖、脂肪、尿酸等代谢紊乱。文献报告两者合用有效率达 70%~90%。两药合用较单用 ACEI 剂量加倍的疗效要好。两药合用时,ACEI 的剂量应减少。此外,两药合用治疗充血性心力衰竭时其疗效可与地高辛和利尿剂合用相媲美。卡托普利等 ACEI 优于地高辛之处是不易发生缺钾和室性期前收缩,故较安全。ACEI 可使血钾升高,可部分抵消噻嗪类利尿剂引起的低血钾作用,两者合用后不必常规补钾。ACEI 不宜与螺内酯、氨苯蝶啶等保钾利尿剂合用,以防引起高钾血症。卡托普利与呋塞米合用,呋塞米的疗效明显受抑制;但雷米普利及依那普利无类似作用。卡托普利与利尿酸合用可引起血肌酐升高、肾功能变化,甚至肾衰竭;低钠血症可加剧这一过程。

2.β 受体阻滞剂

两药合用治疗高血压是否合理仍在探讨之中。有学者发现,普萘洛尔用于已使用卡托普利的高血压患者,可使原已降低的血压反而升高;而与阿替洛尔合用,则降压效应增强;表明采用非选择性 β 受体阻滞剂时,松弛血管平滑肌的 β 受体受到阻断,而使 α 受体兴奋占优势,故外周阻力增加,血压升高。卡托普利与柳胺苄心定合用治疗高血压有协同作用,因后者兼有 α 和 β 受体阻断作用。

3.钙通道阻滞剂

卡托普利与维拉帕米合用,降压疗效增强,两药合用尤其适用于重症高血压,系由两药通过不同机制扩张血管,以发挥降压作用。两药合用治疗高血压急症时,维拉帕米可先静脉注射,待血压下降后再改为口服,或只使用一种药物维持治疗。

硝苯地平与 ACEI 合用降压效果增强。ACEI 可减轻硝苯地平引起的心率增快及踝部水肿。对重症高血压,两药合用效果明显;这两种药物降压机制不同,但都是通过调节外周阻力而降低血压,它们的降压最长时间(以卡托普利为例)和血压回升坡度相似,两药合用尚有轻微利尿、利钠作用。两药合用治疗充血性心力衰竭也能取得较好疗效(但有人认为钙通道阻滞剂不适用于治疗心力衰竭),尼群地平或尼卡地平等二氢吡啶类钙通道阻滞剂与 ACEI 合用治疗高血压均有协同作用,且不会引起反射性心率加快。

对慢性肾功能不全的高血压患者,西拉普利与尼群地平合用降压疗效显著。对糖尿病肾病伴微量蛋白尿者,维拉帕米与西拉普利或赖诺普利合用,减轻蛋白尿的作用明显优于单用任一药物,且此作用与血压的变化无关。ACEI 与钙通道阻滞剂均具有减轻动脉粥样硬化及改善动脉壁顺应性的作用,故两药联合,长期治疗是可行的。

4.强心剂

(1)地高辛:早期文献认为,卡托普利与地高辛合用可使地高辛血浓度升高 25%,认为系由于卡托普利影响肾小球滤过,并降低肾小管分泌。从而使地高辛清除率和肌酐清除率均降低。但后来的研究未证实这种药代作用。新近对志愿人群的研究表明,雷米普利和赖诺普利对血浆地高辛浓度均无影响。培哚普利也不改变心力衰竭患者的地高辛药代动力学。目前认为,卡托普利对重症心力衰竭患者更易引起肾功能损害,从而导致继发性血浆地高辛浓度上升,而对正常人群及轻度心力衰竭患者影响不大。因此,考虑到 ACEI 与地高辛之间可能出现的相互作用,应对患者进行肾功能监测。

(2)多巴胺:ACEI 与多巴胺合用治疗充血性心力衰竭疗效增强,ACEI 阻滞交感神经活性,减慢心率,使心肌耗氧量减少,可部分地抵消多巴胺引起的心动过速、心肌耗氧量增加以及外周血管阻力的持续增高效应,并可减少多巴胺的用量。

(3)未力农:未力农的作用与抑制磷酸二酯酶有关,除具有强心作用外还能扩张动脉、减轻心脏后负荷;ACEI 可刺激前列腺素释放,减轻心脏前负荷,故两药合用治疗心力衰竭疗效增强,且可减少不良反应。

(4)间羟异丁肾上腺素:间羟异丁肾上腺素具有增强心肌收缩力作用,ACEI 有减低心脏负荷作用,故两药合用治疗心力衰竭可取得协同治疗效果。

5.与非甾体抗炎药合用

(1)阿司匹林:ACEI 的降压机制之一是使缓激肽水解减少,前列腺素增加,故舒张血管作用加强;阿司匹林抑制前列腺素合成,故两药合用后降压疗效减低。

(2)吲哚美辛:吲哚美辛抑制前列腺素合成,故与 ACEI 合用后使 ACEI 降压作用减弱 3%～34% 不等。

6.降压药物

(1)哌唑嗪:长期使用哌唑嗪可见肾素活性增加,Ang Ⅱ 及醛固酮水平升高,引起水钠潴留,使降压疗效减低;ACEI 无水钠潴留作用,且可减少醛固酮分泌;故两药合用可产生良好血流动力学效应。两者都扩张小动脉及小静脉,降低心脏前后负荷,均可用于治疗高血压和充血性心力衰竭。

(2)吲达帕胺:吲达帕胺为一新的强效和长效降压药,具有利尿和钙拮抗作用,但在降低血压的同时增加心率并减低左室周径和心肌纤维缩短速率。卡托普利可使左室收缩半径明显缩小,同时减轻吲达帕胺的心率反应,故两药合用对中、重度高血压疗效增强,不良反应减少。

7.抗酸剂

卡托普利与抗酸剂合用时,抗酸剂可降低卡托普利的疗效;其机制可能是胃中 pH 的暂时升高,增加了卡托普利的离子化,影响了卡托普利对膜的穿透,或者是抗酸剂与卡托普利形成了不溶性的铝盐,减少了卡托普利的吸收。故两药应避免合用。

8.别嘌醇

卡托普利与别嘌醇合用可引起阿斯佩格综合征。Jhonl 等报道 2 例长期服用卡托普利的患者,当合用别嘌醇 3～5 周后出现阿斯佩格综合征。这是由于卡托普利促进了别嘌醇的利用所致。故两药合用时应慎重。

三、血管紧张素Ⅱ受体拮抗剂

血管紧张素Ⅱ能强有效地收缩血管、增加心肌收缩力、刺激醛固酮和加压素分泌以及促进心脏和血管重构。同时,Ang Ⅱ与高血压、充血性心力衰竭、冠脉缺血及肾功能不全的病理生理有关。体外实验已鉴定出多种 Ang Ⅱ受体(AT),主要有 AT_I 和 AT_{II} 两个亚型。AT_I 存在于血管、肾脏、心脏、肾上腺和脑组织中,AT_{II} 主要表达于胚胎组织中。

早年研究的 AT 拮抗剂为肽类物质,如肌丙抗压素,虽有效对抗 Ang Ⅱ作用,但必须静脉用药,半衰期很短,且有部分激动剂活性,故应用受限。近年来研制的非肽类 AT 拮抗剂,可以口服,对受体有高度选择性,作用时间长,无激动剂活性。目前将 AT 拮抗剂分为 AT_1 拮抗剂、AT_2 拮抗剂及 AT_1/AT_2 拮抗剂三类。迄今已合成数十种高特异性 AT 拮抗剂。

AT_I 拮抗剂可分为以下三类。①联苯四唑类:代表药物有氯沙坦、伊贝沙坦等,化学结构为甲基联苯四唑与杂环。②非联苯四唑类,如 SK&F108566 及 R117289 等。③非杂环类:维沙坦。

AT_{II} 拮抗剂:代表药物有高度选择性地阻滞 AT_{II},但由于对 AT_2 功能了解甚少,故本类药物目前尚无临床应用价值。

AT_I/AT_{II} 拮抗剂:对 AT_I 和 AT_{II} 均有亲和力和阻断效应。其代表药物有 BIBS39、L-193007和L-159913。

AT_I 和/或 AT_I/AT_{II} 拮抗剂可用于治疗高血压、充血性心力衰竭、缺血性心脏病、脑卒中、肾功能衰竭、心脏肥大、动脉粥样硬化及血管成型术后再狭窄等心血管疾病的预防治疗。据推测 AT 拮抗剂可避免 ACEI 的许多不良反应,但长期应用是否像真正期望的那样好以及其不良反应能否被耐受,有待于今后进行大量临床观察与研究。现重点介绍在我国已上市的 AT_I 拮抗剂氯沙坦、维沙坦和伊贝沙坦。

(一)氯沙坦

氯沙坦为 AT_1 拮抗剂,能全面对抗目前已知的 Ang Ⅱ的作用。本品具有以下作用特点:具有高亲和力、高选择性、高特异性、无激动剂活性、无 ACEI 作用。可用于治疗各种原因及各种类型的高血压病、充血性心力衰竭,对肾脏有保护作用,具有对抗心脏与血管重构的作用,并能阻滞 AngⅡ诱发的肾上腺素释放,抑制因刺激肾脏神经引起的肾血管收缩和刺激交感神经引起的缩血管作用。

1.治疗学

(1)药理作用:本品为非肽类 AT_1 拮抗剂,口服后迅速被吸收,经过细胞色素 P450、2Cq 和 3A4 等酶进行代谢。约口服剂量的 14% 转变为有活性的代谢产物 EXP3174。该产物降压作用比氯沙坦强 10～40 倍,半衰期较长,(6～9 个小时),呈非竞争性拮抗作用。大多数降压作用是由于 EXP3174 的拮抗作用所致。通过与 AT_1 受体跨膜区内的氨基酸的相互作用,并占据其螺旋状空间而阻止 AngⅡ与 AT_1 受体的结合,其对 AT_1 受体具有高度选择性,较 AT_2 受体高 30 000 倍,从而在受体水平阻断了 AngⅡ的心血管效应。目前已知心脏和血管中部分 AngⅡ是通过非 ACE 依赖性旁路,即糜蛋白酶等产生的,故 ACEI 对 AngⅡ的抑制作用不完全,但 ACEI 可加强功能内源性 BK 的作用,故 ACEI 与 AT_1 拮抗剂的作用机制不完全相同。

(2)临床应用。

治疗高血压:AT_1 拮抗剂几乎适用于任何原因引起的高血压,本品降压作用平稳而持久,无首剂现象和明显蓄积现象,但应慎用或禁用于血容量不足、肝功能损害、单双侧肾动脉狭窄的患者。抗高血压治疗时,应注意以下问题:①对大多数患者,通常起始和维持量均为 50 mg,1 天 1 次,治疗 3～6 周可达最大抗高血压效应;但部分患者需增加剂量至 100 mg/d;②对血容量不足的患者,可考虑开始剂量为 25 mg/d;③对老年人或肾损害的患者包括血透患者,不必调整剂量;④对肝功能损害的患者,应使用较低剂量;⑤妊娠或哺乳期妇女不宜使用本品治疗;⑥本品与利尿剂、β受体阻滞剂或钙通道阻滞剂联合应用时,降压作用出现相加现象;⑦胺碘酮、硫氮草酮、酮康唑、硫黄苯唑等能降低本品的降压效应。

治疗充血性心力衰竭:临床初步研究表明,AT_1 受体拮抗剂对充血性心力衰竭患者可产生有益的血流动力学效应。在新近完成的一项大规模多中心临床试验中,722 例老年心力衰竭患者随机服用氯沙坦或卡托普利,48 周的随诊结果表明,氯沙坦使死亡率减少 46%,明显优于卡托普利。

左室肥厚:左室肥厚是心血管疾病的独立危险因素。AngⅡ通过直接作用于心肌和增强交感神经活性而促进左室肥厚。AT_1 拮抗剂既能降低压力负荷又能拮抗 AngⅡ刺激生长的作用,故能减轻左室肥厚。目前正在进行一项8 300例高血压患者的临床试验,旨在评价 AT_1 拮抗剂对左室肥厚的影响。

肾脏疾病:已知 ACEI 可减轻蛋白尿、延缓肾脏疾病的进程,故使用特异性 AT_1 受体拮抗剂治疗肾脏疾病应获得同样的效果。目前已有临床研究证明氯沙坦能明显减少伴有糖尿病或肾功能正常的高血压患者的蛋白尿,并有促进尿酸、尿钠排泄的肾脏保护作用。

(3)剂量与用法:1 次口服 50～100 mg,每天 1 次,血容量不足者 25 毫克/次,老年人及肾功损害者不必调整剂量,肝功能损害者应减少剂量。

2.不良反应与防治

(1)孕妇及哺乳期妇女忌用。

(2)不良反应有:头晕、过敏、皮疹、腹泻、偏头痛等。

3.药物相互作用

尚未发现具有临床意义的药物相互作用,本品与氢氯噻嗪、地高辛、华法林、西咪替丁、苯巴比妥、酮康唑合用未见不良相互作用。

4.制剂

片剂:50 mg。

(二)维沙坦

1.治疗学

(1)药理作用:本品为非前体药,几乎无肝脏首过效应,在体内无活性代谢产物,药物相互作用小,故特别适用于轻中度肝功能不全的心血管患者,T_{max} 2～4 小时。与芦沙坦相比较,代文的 AT_1 受体亲和力是前者的 5 倍,故具有高度选择性和更完全的 AT_1 受体阻断作用。

(2)临床应用:本品用于治疗高血压病、糖尿病患者的心、肾及血管并发症、充血性心力衰竭等。

(3)剂量与用法:每天 80～160 mg,可以与其他抗高血压药合用,肾功能不全或无胆道梗阻及胆汁淤积性肝硬化的患者无须调整剂量。可与食物同服或空腹服用。突然停药不会出现血压反跳及临床不良反应。

2.不良反应与防治

(1)对本品过敏者及孕妇禁用。

(2)慎用于低钠、低血压、低血容量患者。

(3)慎用于肾动脉狭窄、严重肾功能不全(肌酐清除率＜10 mL/min)。胆汁淤积性肝硬化或胆道梗阻患者以及哺乳期妇女。

（4）慎用于已使用保钾利尿剂或钾制剂的患者。

（5）服用本品期间应谨慎驾驶和操纵机器。

（6）不良反应少,可出现头痛、头晕、疲劳等,咳嗽发生率明显低于 ACEI。

3.药物相互作用

未发现与下列药物间存在有意义的相互作用:西咪替丁、华法林、呋塞米、地高辛、阿替洛尔、吲哚美辛、氢氯噻嗪、氨氯地平、格列本脲。

4.制剂

胶囊:80 mg,160 mg。

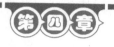

消化科临床用药

第一节 抗酸药及治疗消化性溃疡药

一、复方氢氧化铝

(一)别名

达胃宁,胃舒平。

(二)作用与特点

本品有抗酸、吸附、局部止血、保护溃疡面等作用,效力较弱、缓慢而持久。

(三)适应证

主要用于胃酸过多、胃及十二指肠溃疡、反流性食管炎及上消化道出血等。由于铝离子在肠内与磷酸盐结合成不溶解的磷酸铝自粪便排出,故尿毒症患者服用大剂量氢氧化铝后可减少磷酸盐的吸收,减轻酸血症。鸟粪石型尿结石患者服用本品,可因磷酸盐吸收减少而减缓结石的生长或防止其复发。也可用于治疗甲状旁腺功能减退症和肾病型骨软化症患者,以调节钙磷平衡。

(四)用法与用量

口服:每次 2～4 片,每天 3 次,饭前 30 分钟或胃痛发作时嚼碎后服。

(五)不良反应与注意事项

可致便秘。因本品能妨碍磷的吸收,故不宜长期大剂量使用。便秘者、肾功能不全者慎用。

(六)药物相互作用

本品含多价铝离子,可与四环素类形成络合物而影响其吸收,故不宜合用。

可通过多种机制干扰地高辛、华法林、双香豆素、奎宁、奎尼丁、氯丙嗪、普萘洛尔、吲哚美辛、异烟肼、维生素及巴比妥类的吸收或消除,使上述药物的疗效受到影响,应尽量避免同时使用。

（七）制剂与规格

片剂:每片含氢氧化铝 0.245 g、三硅酸镁 0.105 g、颠茄流浸膏 0.002 6 mL。

（八）医保类型及剂型

甲类:口服常释剂。

二、碳酸氢钠

（一）别名

重碳酸钠,酸式碳酸钠,重曹,小苏打。

（二）作用与特点

本药口服后能迅速中和胃中过剩的胃酸,减轻疼痛,但作用持续时间较短。口服易吸收,能碱化尿液,与某些磺胺药同服,可防止磺胺在尿中结晶析出。

（三）适应证

胃痛,苯巴比妥、阿司匹林等的中毒解救。代谢性酸血症、高钾血症及各种原因引起的伴有酸中毒症状的休克,早期脑栓塞以及严重哮喘持续状态经其他药物治疗无效者。真菌性阴道炎。

（四）用法与用量

口服:每次 0.5~2 g,每天 3 次,饭前服用。静脉滴注:5%溶液,成人每次100~200 mL,小儿 5 mL/kg。4%溶液阴道冲洗或坐浴:每晚 1 次,每次 500~1 000 mL,连用 7 天。

（五）不良反应与注意事项

可引起继发性胃酸分泌增加,长期大量服用可能引起碱血症。静脉滴注本品时,低钙血症患者可能产生阵发性抽搐,而对缺钾患者可能产生低钾血症的症状。严重胃溃疡患者慎用,充血性心力衰竭、水肿和肾衰竭的酸中毒患者,使用本品应慎重。

（六）药物相互作用

不宜与胃蛋白酶合剂,维生素 C 等酸性药物合用,不宜与重酒石酸间羟胺、庆大霉素、四环素、肾上腺素、多巴酚丁胺、苯妥英钠、钙盐等同瓶静脉滴注。

（七）制剂与规格

（1）片剂：每片 0.3 g，0.5 g。

（2）注射液：0.5 g/10 mL，12.5 g/250 mL。

（八）医保类型及剂型

甲类：口服常释剂。

三、硫糖铝

（一）别名

胃溃宁、素得。

（二）作用与特点

能与胃蛋白酶络合，抑制该酶分解蛋白质；并能与胃黏膜的蛋白质（主要为清蛋白及纤维蛋白）络合形成保护膜，覆盖溃疡面，阻止胃酸、胃蛋白酶和胆汁酸的渗透、侵蚀，从而利于黏膜再生和溃疡愈合。本品在溃疡区的沉积能诱导表皮生长因子积聚，促进溃疡愈合。同时本品还能刺激胃黏膜合成前列腺素，改善黏液质量，加速组织修复。服用本品后，仅 2％～5％ 的硫酸二糖被吸收，并由尿排出。

（三）适应证

胃及十二指肠溃疡。

（四）用法与用量

口服：每次 1 g，每天 3～4 次，饭前 1 小时及睡前服用。

（五）不良反应与注意事项

主要为便秘。个别患者可出现口干、恶心、胃痛等。治疗收效后，应继续服药数月，以免复发。

（六）药物相互作用

不宜与多酶片合用，否则两者疗效均降低。与西咪替丁合用时可能使本品疗效降低。

（七）制剂与规格

（1）片剂：0.25 g，0.5 g。

（2）分散片：0.5 g。

（3）胶囊剂：0.25 g。

（4）悬胶剂：5 mL（含硫糖铝 1 g）。

（八）医保类型及剂型

乙类：口服常释剂、口服液体剂。

四、铝碳酸镁

（一）别名

铝碳酸镁。

（二）作用与特点

本品为抗酸药。抗酸作用迅速且作用温和，可避免 pH 过高引起的胃酸分泌加剧。作用持久是本品的另一特点。

（三）适应证

胃及十二指肠溃疡。

（四）用法与用量

一般每次 1 g，每天 3 次，饭后 1 小时服用。十二指肠壶腹部溃疡 6 周为 1 个疗程，胃溃疡8周为 1 个疗程。

（五）不良反应与注意事项

本品不良反应轻微，但有个别患者可能出现腹泻。

（六）药物相互作用

本品含有铝、镁等多价金属离子，与四环素类合用时应错开服药时间。

（七）制剂与规格

片剂：0.5 g。

（八）医保类型及剂型

乙类：口服常释剂。

五、奥美拉唑

（一）别名

洛赛克。

（二）作用与特点

本品高度选择性地抑制壁细胞中的 H^+，K^+-ATP 酶（质子泵），使胃酸分泌减少。其作用依赖于剂量。本品对乙酰胆碱或组胺受体均无影响。除了本品对酸分泌的作用之外,临床上未观察到明显的药效学作用。本品起效迅速,每天服1次即能可逆地控制胃酸分泌,持续约24小时。本品口服后3小时达血药浓度峰值。血浆蛋白结合率为95%,分布容积0.34~0.37 L/kg。本品主要由肝脏代谢后由尿及粪中排出。其血药浓度与胃酸抑制作用无明显相关性。每天服用1次即能可逆地控制胃酸分泌,持续约24小时。

(三)适应证

十二指肠溃疡、胃溃疡、反流性食管炎、卓-艾综合征(促胃液素瘤)。

(四)用法与用量

口服:每次20 mg,每天1次。十二指肠溃疡患者,能迅速缓解症状,大多数病例在2周内愈合。第1疗程未能完全愈合者,再治疗2周通常能愈合。①胃溃疡和反流性食管炎患者,能迅速缓解症状,多数病例在4周内愈合。第1个疗程后未完全愈合者,再治疗4周通常可愈合。对一般剂量无效者,改每天服用本品1次,40 mg,可能愈合。②卓-艾综合征:建议的初始剂量为60 mg,每天1次。剂量应个别调整。每天剂量超过80 mg时,应分2次服用。

(五)不良反应与注意事项

本品耐受性良好,罕见恶心、头痛、腹泻、便秘和肠胃胀气,少数出现皮疹。这些作用均较短暂且轻微,并与治疗无关。因酸分泌明显减少,理论上可增加肠道感染的危险。本品尚无已知的禁忌证。孕妇及儿童用药安全性未确立,本品能延长地西泮和苯妥英的消除。与经P450酶系代谢的其他药物如华法林,可能有相互作用。

(六)制剂与规格

胶囊剂:20 mg。

(七)医保类型及剂型

乙类:口服常释剂、注射剂。

六、泮托拉唑

(一)别名

潘妥洛克,泰美尼克。

(二)作用与特点

泮托拉唑是第3个能与H^+,K^+-ATP酶产生共价结合并发挥作用的质子泵抑制药,它与奥美拉唑和兰索拉唑同属苯并咪唑的衍生物,与奥美拉唑和兰索拉唑相比,泮托拉唑与质子泵的结合选择性更高,而且更为稳定。泮托拉唑口服生物利用度为 77%,达峰时间为 2.5 小时,半衰期为 0.9～1.9 小时,但抑制胃酸的作用一旦出现,即使药物已经从循环中被清除以后,仍可维持较长时间。泮托拉唑无论单次、多次口服或静脉给药,药动学均呈剂量依赖性关系。

（三）适应证

本品主要用于胃及十二指肠溃疡、胃-食管反流性疾病、卓-艾综合征等。

（四）用法与用量

常用量每次 40 mg,每天 1 次,早餐时间服用,不可嚼碎;个别对其他药物无反应的病例可每天服用 2 次。老年患者及肝功能受损者每天剂量不得超过 40 mg。十二指肠溃疡疗程 2 周,必要时再服 2 周;胃溃疡及反流性食管炎疗程 4 周,必要时再服 4 周。总疗程不超过 8 周。

（五）不良反应与注意事项

偶可引起头痛和腹泻,极少引起恶心、上腹痛、腹胀、皮疹、瘙痒及头晕等。个别病例出现水肿、发热和一过性视力障碍。神经性消化不良等轻微胃肠疾患不建议使用本品;用药前必须排除胃与食管恶性病变。肝功能不良患者慎用;妊娠头 3 个月和哺乳期妇女禁用本品。

（六）制剂与规格

肠溶片:40 mg。

（七）医保类型及剂型

乙类:口服常释剂、注射剂。

七、法莫替丁

（一）作用与特点

本品拮抗胃黏膜壁细胞的组胺 H_2 受体而显示强大而持久的胃酸分泌抑制作用。本品的安全范围广,又无抗雄激素作用及抑制药物代谢的作用。本品的 H_2 受体拮抗作用比西咪替丁强 10～148 倍,对组胺刺激胃酸分泌的抑制作用比西咪替丁约强 40 倍,持续时间长 3～15 倍。能显著抑制应激所致大鼠胃黏膜中糖蛋白含量的减少。对大鼠实验性胃溃疡或十二指肠溃疡的发生,其抑制作用比西咪替丁强,连续给药能促进愈合,效力比西咪替丁强。对失血及给予组胺所致大鼠胃出血具有抑制作用。本品口服后2～3小时达血浓度峰值,口服及静脉给药半衰期均约3小时。尿中仅见原形及其氧化物,口服时,后者占尿中总排量的 5%～15%,静脉给药时占 80%,人给药后 24 小时内原形药物的尿排泄率,口服时为35%～44%,静脉给药为 88%～91%。

(二)适应证

口服用于胃溃疡、十二指肠溃疡、吻合口溃疡、反流性食管炎;口服或静脉注射用于上消化道出血(消化性溃疡、急性应激性溃疡、出血性胃炎所致)及卓-艾综合征。

(三)用法与用量

口服:每次 20 mg,每天 2 次(早餐后、晚餐后或临睡前)。静脉注射或滴注:每次 20 mg 溶于生理盐水或葡萄糖注射液 20 mL 中缓慢静脉注射或滴注,每天 2 次,通常 1 周内起效,患者可口服时改口服。

(四)不良反应与注意事项

不良反应较少。最常见的有头痛、头晕、便秘和腹泻,发生率分别为 4.7%、1.3%、1.2%、1.7%。偶见皮疹、荨麻疹(应停药)、白细胞减少、氨基转移酶升高等。罕见腹部胀满感、食欲缺乏及心率增加、血压上升、颜面潮红、月经不调等。本品慎用于有药物过敏史、肾衰竭或肝病患者。孕妇慎用。哺乳期妇女使用时应停止哺乳。对小儿的安全性尚未确立。本品应在排除恶性肿瘤后再行给药。

(五)制剂与规格

(1)片剂:10 mg,20 mg。

(2)注射剂:20 mg：2 mL。

(3)胶囊剂:20 mg。

(六)医保类型及剂型

乙类:口服常释剂、注射剂。

八、西咪替丁

(一)别名

甲氰咪胍。

(二)作用与特点

本品属组胺 H_2 受体拮抗剂的代表性药品,能抑制基础胃酸及各种刺激引起的胃酸分泌,并能减少胃蛋白酶的分泌。本品口服生物利用度约 70%,口服后吸收迅速,1.5 小时血药浓度达峰值,半衰期约为 2 小时,小部分在肝脏氧化为亚砜化合物或 5-羟甲基化合物,50%～70% 以原形从尿中排出,可排出口服量的80%～90%。

（三）适应证

适用于治疗十二指肠溃疡、胃溃疡、反流性食管炎、复发性溃疡病等;本品对皮肤瘙痒症也有一定疗效。

（四）用法与用量

口服:每次 200 mg,每天 3 次,睡前加用 400 mg;注射:用葡萄糖注射液或葡萄糖氯化钠注射液稀释后静脉滴注,每次 200～600 mg;或用上述溶液 20 mL 稀释后缓慢静脉注射,每次 200 mg,4～6 小时 1 次。每天剂量不宜超过 2 g。也可直接肌内注射。

（五）不良反应与注意事项

少数患者可能有轻度腹泻、眩晕、嗜睡、面部潮红、出汗等。停药后可恢复。极少数患者有白细胞减少或全血细胞减少等。少数肾功能不全或患有脑病的老年患者可有轻微精神障碍。少数患者可出现中毒性肝炎,转氨酶一过性升高,血肌酐轻度升高或蛋白尿等,一般停药后可恢复正常。肝、肾功能不全者慎用,应根据肌酐清除率指标调整给药剂量。肌酐清除率为 0～15 mL/min者忌用。

（六）药物相互作用

本品为一种强效肝微粒体酶抑制药,可降低华法林、苯妥英钠、普萘洛尔、地西泮、茶碱、卡马西平、美托洛尔、地高辛、奎尼丁、咖啡因等药物在肝内的代谢,延迟这些药物的排泄,导致其血药浓度明显升高,合并用药时需减少上述药物的剂量。

（七）制剂与规格

（1）片剂:每片 200 mg。

（2）注射剂:每支 200 mg。

（八）医保类型及剂型

甲类:口服常释剂、注射剂。

九、大黄碳酸氢钠

（一）作用与特点

有抗酸、健胃作用。

（二）适应证

用于胃酸过多、消化不良、食欲缺乏等。

（三）用法与用量

口服，每次 1～3 片，每天 3 次，饭前服。

（四）制剂与规格

片剂：每片含碳酸氢钠、大黄粉各 0.15 g，薄荷油适量。

（五）医保类型及剂型

甲类：口服常释剂。

十、碳酸钙

（一）别名

兰达。

（二）作用与特点

本品为中和胃酸药，可中和或缓冲胃酸，作用缓和而持久，但对胃酸分泌无直接抑制作用，并可因提高胃酸 pH 而消除胃酸对壁细胞分泌的反馈性抑制。本品与胃酸作用产生二氧化碳与氯化钙，前者可引起嗳气，后者在碱性液中再形成碳酸钙、磷酸钙而引起便秘。本品在胃酸中转化为氯化钙，小肠吸收部分钙，由尿排泄，其中大部分由肾小管重吸收。本品口服后约 85% 转化为不溶性钙盐如磷酸钙、碳酸钙，由粪便排出。

（三）适应证

缓解由胃酸过多引起的上腹痛、反酸、胃部烧灼感和上腹不适。

（四）用法与用量

2～5 岁儿童（11～21.9 kg）每次 59.2 mg，6～11 岁儿童（22～43.9 kg）每次 118.4 mg，饭后1 小时或需要时口服 1 次，每天不超过 3 次，连续服用最大推荐剂量不超过 14 天。

（五）不良反应与注意事项

偶见嗳气、便秘。大剂量服用可发生高钙血症。心肾功能不全者慎用。长期大量服用本品应定期测血钙浓度。

（六）药物相互作用

与噻嗪类利尿药合用，可增加肾小管对钙的重吸收。慎与洋地黄类药物联合使用。

（七）制剂与规格

（1）混悬剂：11.84 g：148 mL。

（2）片剂：0.5 g。

十一、盐酸雷尼替丁

（一）别名

西斯塔，兰百幸，欧化达，善卫得。

（二）作用与特点

本品为一选择性的 H 受体拮抗剂，能有效地抑制组胺、五肽胃泌素及食物刺激后引起的胃酸分泌，降低胃酸和胃酶的活性，但对胃泌素的分泌无影响。作用比西咪替丁强 5～8 倍，对胃及十二指肠溃疡的疗效高，具有速效和长效的特点。本品口服生物利用度约 50%，半衰期为 2～2.7 小时，静脉注射 1 mg/kg 体重，瞬间血药浓度为 3 000 ng/mL，维持在 100 ng/mL 以上可达 4 小时。大部分以原形药物从肾排泄。

（三）适应证

临床上主要用于治疗十二指肠溃疡、良性溃疡病、术后溃疡、反流性食管炎及卓-艾综合征等。

（四）用法与用量

口服：每天 2 次，每次 150 mg，早晚饭时服。

（五）不良反应与注意事项

较轻，偶见头痛、皮疹和腹泻。个别患者有白细胞或血小板减少。有过敏史者禁用。除必要外，妊娠哺乳妇女不用本品。8 岁以下儿童禁用。肝、肾功能不全者慎用。对肝有一定毒性，个别患者转氨酶升高，但停药后即可恢复。

（六）药物相互作用

本品与普鲁卡因、N-乙酰普鲁卡因合用，可减慢后者从肾的清除速率。本品还能减少肝血流，使经肝代谢的普萘洛尔、利多卡因和美托洛尔的代谢减慢，作用增强。

（七）制剂与规格

（1）片剂：0.15 g。

（2）胶囊剂：0.15 g。

（八）医保类型及剂型

甲类：口服常释剂、注射剂。

十二、尼扎替定

（一）别名

爱希。

（二）作用与特点

本药是一种组胺 H_2 受体拮抗剂，和组胺竞争性地与组胺 H_2 受体相结合，可逆性地抑制其功能，特别是对胃壁细胞上的 H_2 受体，可显著抑制夜间胃酸分泌达 12 小时，亦显著抑制食物、咖啡因、倍他唑和五肽胃泌素刺激的胃酸分泌。口服后并不影响胃分泌液中胃蛋白酶的活性，但总的胃蛋白酶分泌量随胃液分泌量的减少相应的减少，此外可增加他唑刺激的内因子分泌，本药不影响基础胃泌素分泌。口服生物利用度为 70% 以上。口服 150 mg，0.5～3 小时后达到血药浓度峰值，为 700～1 800 μg/L，与血浆蛋白结合率约为 35%，半衰期为 1～2 小时。90% 以上口服剂量的尼扎替定在 12 小时内从尿中排出，其中约 60% 以原形排出。

（三）适应证

活动性十二指肠溃疡。胃食管反流性疾病，包括糜烂或溃疡性食管炎，缓解胃灼热症状。良性活动性胃溃疡。

（四）用法与用量

（1）活动性十二指肠溃疡及良性活动性胃溃疡：300 mg/d，分 1～2 次服用；维持治疗时 150 mg，每天 1 次。

（2）胃食管反流性疾病：150 mg，每天 2 次。中、重度肾功能损害者剂量酌减。

(五)不良反应与注意事项

可有头痛、腹痛、肌痛、无力、背痛、胸痛、感染和发热以及消化系统、神经系统、呼吸系统不良反应,偶有皮疹及瘙痒。罕见肝功异常,贫血,血小板减少症及变态反应。开始治疗前应先排除恶性溃疡的可能性。对本品过敏者及对其他 H_2 受体拮抗剂有过敏史者禁用。

(六)药物相互作用

本药不抑制细胞色素 P450 关联的药物代谢酶系统。与大剂量阿司匹林合用会增加水杨酸盐的血浓度。

(七)制剂与规格

胶囊剂:150 mg。

十三、雷贝拉唑钠

(一)别名

波利特。

(二)作用与特点

本品具有很强的 H^+,K^+-ATP 酶抑制作用,胃酸分泌抑制作用以及抗溃疡作用。健康成年男子在禁食情况下口服本剂 20 mg,3.6 小时后达血药浓度峰值 437 ng/mL,半衰期为 1.49 小时。

(三)适应证

胃溃疡、十二指肠溃疡、吻合口溃疡、反流性食管炎、卓-艾综合征。

(四)用法与用量

成人推荐剂量为每次 10～20 mg,每天 1 次。胃溃疡、吻合口溃疡、反流性食管炎的疗程一般以 8 周为限,十二指肠溃疡的疗程以 6 周为限。

(五)不良反应与注意事项

严重的不良反应有休克,血象异常,视力障碍。其他不良反应有过敏症,血液系统异常,肝功异常,循环系统、精神神经系统异常。此外有水肿,总胆固醇、中性脂肪、BUN 升高,蛋白尿。

(六)药物相互作用

与地高辛合用时,可升高其血中浓度。与含氢氧化铝凝胶、氢氧化镁的制酸剂同时或其后1小时服用,本药平均血药浓度和药时曲线下面积分别下降8%

和 6%。

(七)制剂与规格

薄膜衣片:10 mg,20 mg。

十四、枸橼酸铋钾

(一)别名

胶体次枸橼酸铋,德诺,丽珠得乐,得乐,可维加。

(二)作用与特点

本品在胃酸条件下,以极微沉淀覆盖在溃疡表面形成一层保护膜,从而隔绝了胃酸、酶及食物对溃疡黏膜的侵蚀,促进黏膜再生,使溃疡愈合。本品还有良好的抗幽门螺杆菌作用。因而本品具有明显的抗溃疡作用,给药后在胃底、胃窦部、十二指肠、空肠及回肠均有铋的吸收,其中以小肠吸收为多。血药浓度与给药剂量呈相关性,一般于给药后 4 周血药浓度达稳态。血浆浓度通常小于 50 μg/L。分布主要聚集在肾脏(占吸收的 60%)。有关本品吸收后的代谢与排泄资料较少。一些铋剂中毒患者血与尿的排泄半衰期分别为 4.5 天和 5.2 天,脑脊液中可达 13.9 天。

(三)适应证

适用于治疗胃溃疡、十二指肠壶腹部溃疡、多发溃疡及吻合口溃疡等多种消化性溃疡。

(四)用法与用量

480 mg/d,分 2~4 次服用。除特殊情况,疗程不得超过 2 个月。若需继续用药,在开始下1 个疗程前 2 个月须禁服任何含铋制剂。

(五)不良反应与注意事项

主要表现为胃肠道症状,如恶心、呕吐、便秘和腹泻。偶见一些轻度变态反应。服药期间舌及大便可呈灰黑色。肾功能不全者禁用。

(六)药物相互作用

与四环素同时服用会影响四环素的吸收。不得与其他含铋制剂同服。不宜与制酸药及牛奶合用,因牛奶及制酸药可干扰其作用。

(七)制剂与规格

(1)片剂:120 mg。

（2）胶囊剂：120 mg。

（3）颗粒剂：每小包 1.2 g（含本品 300 mg）。

（八）医保类型及剂型

乙类：口服常释剂、颗粒剂。

十五、米索前列醇

（一）作用与特点

本品为最早进入临床的合成前列腺素 E_1 的衍生物，能抑制基础胃酸分泌和由组胺、五肽胃泌素、食物或咖啡所引起的胃酸分泌。本品有局部和全身两者相结合的作用，其局部作用是主要的。其通过直接抑制壁细胞来抑制胃酸分泌。本品还显示有细胞保护作用。本品口服吸收良好，由于本品口服后迅速代谢为有药理活性的游离酸，因而不能测定原药的血药浓度。本品分布以大肠、胃和小肠组织及血浆中最多。其游离酸在血浆半衰期为（20.6±0.9）分钟；本品主要经肾途径排泄，给药后 24 小时内，约 80% 从尿和粪便中排出，尿中的排泄量为粪便中的 2 倍。本品在临床应用中未观察到有药物相互作用。

（二）适应证

十二指肠溃疡和胃溃疡。

（三）用法与用量

口服：每次 200 μg，在餐前或睡前服用，每天 1 次，4～8 周为 1 个疗程。

（四）不良反应与注意事项

轻度而短暂地腹泻、恶心、头痛、眩晕和腹部不适；本品禁用于已知对前列腺素类药物过敏者及孕妇；如在服用时怀孕，应立即停药。脑血管或冠状动脉疾病的患者应慎用。

（五）制剂与规格

片剂：200 μg。

十六、替普瑞酮

（一）别名

戊四烯酮，施维舒，E0671。

（二）作用与特点

本品能促进胃黏膜及胃黏液层中主要的黏膜修复因子即高分子糖蛋白的合

成,提高黏液中的磷脂质浓度,提高黏膜的防御能力。本品还能防止胃黏膜病变时黏膜增殖区细胞增殖能力的下降。因此本品已证明对难治的溃疡也有良好效果,使已修复的黏膜壁显示正常迹象,也有防止复发的作用。本品不影响胃液分泌和运动等胃的生理功能,但对各种实验性溃疡(寒冷应激性、阿司匹林、利舍平、乙酸、烧灼所致)已证明其均具有较强的抗溃疡作用。

(三)适应证

胃溃疡。

(四)用法与用量

口服:饭后 30 分钟以内口服,每次 50 mg,每天 3 次。

(五)不良反应与注意事项

偶见头痛、便秘、腹胀及肝转氨酶轻度上升、总胆固醇值升高、皮疹等,但停药后均迅速消失。妊娠期用药的安全性尚未确立,故孕妇应权衡利弊慎重用药。小儿用药的安全性也尚未确立。

(六)制剂与规格

(1)胶囊剂:50 mg。

(2)细粒剂:100 mg/g。

第二节　助 消 化 药

一、胰酶

(一)作用与特点

为多种酶的混合物,主要为胰蛋白酶,胰淀粉酶和胰脂肪酶。本品在中性或弱碱性环境中活性较强,促进蛋白质和淀粉的消化,对脂肪亦有一定的消化作用。

(二)适应证

本品主要用于消化不良、食欲缺乏及肝、胰腺疾病引起的消化障碍。

（三）用法与用量

每次 0.3～0.6 g，每天 3 次，饭前服。

（四）不良反应与注意事项

不宜与酸性药物同服。与等量碳酸氢钠同服可增加疗效。

（五）制剂与规格

肠溶片：0.3 g，0.5 g。

（六）医保类型及剂型

乙类：口服常释剂。

二、慷彼申片

（一）作用与特点

本品可取代和补充人体本身分泌之消化酶，刺激胃和胰之天然分泌，对消化食物有重大的作用。米曲菌酶促使蛋白质及糖类在胃及十二指肠降解。在空肠及回肠中释放出的胰酶继续完成食物蛋白质、糖类及脂肪的降解。所包含的植物性酶和动物性胰酶，能在任何不同的酸碱度中发挥其最佳的效果。

（二）适应证

肠胃之消化酶不足，消化不良，受胆囊、肝或胰腺病影响而引起之消化失常。其他药物所引起的肠胃不适。高龄所致消化功能衰退。促进病后初愈，尤其是传染病或手术后之消化功能障碍，促进食物吸收，帮助咀嚼功能受限或食物限制等特种病情之消化能力。

（三）用法与用量

成人每天口服 50 mg（1 粒），每天 3 次，进食时服用。如未见效，剂量可加倍。

（四）不良反应与注意事项

急性胰腺炎和慢性胰腺炎的急性发作期禁用。

（五）制剂与规格

糖衣片：每片含胰酶 220 mg、脂肪酶 7 400 U、蛋白酶 420 U、淀粉酶 7 000 U、米曲菌中提取的酶120 mg、纤维素酶 70 U、蛋白酶 10 U 和淀粉酶 170 U。

第三节　促胃肠动力药

一、多潘立酮

(一)剂型规格

片剂:10 mg。分散片:10 mg。栓剂:10 mg、30 mg 和 60 mg。注射液:2 mL:10 mg。滴剂:1 mL:10 mg。混悬液:1 mL:1 mg。

(二)适应证

由胃排空延缓、胃-食管反流、慢性胃炎和食管炎引起的消化不良。外科、妇科手术后的恶心、呕吐。抗帕金森综合征药物引起的胃肠道症状和多巴胺受体激动药所致的不良反应。抗癌药引起的呕吐。但对氮芥等强效致吐药引起的呕吐疗效较差。胃炎、肝炎和胰腺炎等引起的呕吐,及其他疾病,如偏头痛、痛经、颅脑外伤和尿毒症等,胃镜检查和血液透析、放射治疗引起的恶心、呕吐。儿童各种原因(如感染等)引起的急性和持续性呕吐。

(三)用法用量

肌内注射:每次 10 mg,必要时可重复给药。口服:每次 10～20 mg,每天 3 次,饭前服。直肠给药:每次 60 mg,每天 2～3 次。

(四)注意事项

1 岁以下小儿慎用、哺乳期妇女慎用。

(五)不良反应

偶见头痛、头晕、嗜睡、倦怠和神经过敏等。如使用较大剂量可能引起非哺乳期泌乳,并且在一些更年期后妇女及男性患者中出现乳房胀痛现象;也可致月经失调。消化系统偶有口干、便秘、腹泻和短时的腹部痉挛性疼痛现象。皮肤偶见一过性皮疹或瘙痒症状。

(六)禁忌证

对本药过敏者,嗜铬细胞瘤、乳腺癌、机械性肠梗阻、胃肠道出血患者及孕妇。

(七)药物相互作用

增加对乙酰氨基酚、氨苄西林、左旋多巴、四环素等药物的吸收速度。对服用对乙酰氨基酚的患者,不影响其血药浓度。胃肠解痉药与本药合用,可能发生药理拮抗作用,减弱本药的治疗作用,两者不宜联用。与 H_2 受体拮抗药合用,由于 H_2 受体拮抗药改变了胃内 pH,减少本药在胃肠道的吸收,故两者不宜合用。维生素 B_6 可抑制催乳素的分泌,减轻本药泌乳反应。制酸药可以降低本药的口服生物利用度,不宜合用。口服含铝盐或铋盐的药物(如硫糖铝、胶体枸橼酸铋钾、复方碳酸铋等)后能与胃黏膜蛋白结合,形成络合物以保护胃壁,本药能增强胃部蠕动,促进胃内排空,缩短该类药物在胃内的作用时间,降低药物的疗效。

(八)药物过量

用药过量可出现困倦、嗜睡、心律失常、方向感丧失、锥体外系反应以及低血压等症状,但以上反应多数是自限性的,通常在 24 小时内消失。本药过量时无特殊的解药或特效药。应予对症支持治疗,并密切监测。给患者洗胃和/或使用药用炭,可加速药物清除。使用抗胆碱药、抗帕金森病药以及具有抗副交感神经生理作用的抗组胺药,有助于控制与本药毒性有关的锥体外系反应。

二、西沙必利

(一)剂型规格

片剂:5 mg、10 mg。胶囊:5 mg。干混悬剂:100 mg。

(二)适应证

本品可用于由神经损伤、神经性食欲缺乏、迷走神经切断术或部分胃切除引起的胃轻瘫。也用于X线、内镜检查呈阴性的上消化道不适;对胃-食管反流和食管炎也有良好作用,其疗效与雷尼替丁相同,与后者合用时其疗效可能得到加强;还可用于假性肠梗阻导致的推进性蠕动不足和胃肠内容物滞留及慢性便秘;对于采取体位和饮食措施仍不能控制的幼儿慢性、过多性反胃及呕吐也可试用本品治疗。

(三)注意事项

由于本品促进胃肠活动,可能发生瞬时性腹部痉挛、腹鸣或腹泻,此时可考虑酌减剂量。当幼儿或婴儿发生腹泻时应酌减剂量。本品对胃肠道功能增加的患者可能有害,必须使用时应注意观察。本品可能引起心电图 Q-T 间期延长、昏厥和严重的心律失常。当过量服用或与酮康唑同服时可引起严重的尖端扭转型室性心动过速。本品无胚胎毒性,也无致畸作用,但小于 34 周的早产儿应慎重用药。对于老年人,由于半衰期延长,故治疗剂量应酌减。肝、肾功能不全患者开始剂量可减半,以后可根据治疗结果及可能发生的不良反应及时调整剂量。本品虽不影响精神运动功能,不引起镇静和嗜睡,但加速中枢抑制剂如巴比妥类和乙醇等的吸收,因此使用时应注意。

(四)不良反应

曾有过敏、轻度短暂头痛或头晕的报道。偶见可逆性肝功能异常,并可能伴有胆汁淤积。罕见惊厥性癫痫、锥体外系反应及尿频等。

(五)禁忌证

对本品过敏者禁用,哺乳期妇女勿用本品。

(六)药物相互作用

由于本品系通过促进肠肌层节后神经释放乙酰胆碱而发挥胃肠动力作用,因此抗胆碱药可降低本品效应。服用本品后,胃排空速率加快,如同服经胃吸收的药物,其吸收速率可能降低,而经小肠吸收的药物其吸收速率可能会增加(如苯二氮䓬类、抗凝剂、对乙酰氨基酚及 H_2 受体阻滞药等)。对于个别与本品相关的药物需确定其剂量时,最好监测其血药浓度。

三、伊托必利

(一)剂型规格

片剂:50 mg。

(二)适应证

本品主要适用于功能性消化不良引起的各种症状,如上腹部不适、餐后饱胀、早饱、食欲缺乏、恶心和呕吐等。

(三)用法用量

口服,成人每天3次,每次1片,饭前服用。可根据年龄、症状适当增减或遵医嘱。

(四)注意事项

高龄患者用药时易出现不良反应,用时注意。严重肝肾功能不全者、孕妇及哺乳期妇女慎用,儿童不宜使用。

(五)不良反应

主要不良反应有过敏症状,如皮疹、发热、瘙痒感等;消化道症状,如腹泻、腹痛、便秘、唾液增加等;神经系统症状,如头痛、刺痛感、睡眠障碍等;血液系统症状,如白细胞减少,当确认异常时应停药。偶见血尿素氮(BUN)或肌酐升高、胸背部疼痛、疲劳、手指发麻和手抖等。

(六)禁忌证

对本药过敏者。胃肠道出血穿孔、机械性梗阻的患者禁用。

(七)药物相互作用

抗胆碱药可能会对抗伊托必利的作用,故两者不宜合用;本品可能增强乙酰胆碱的作用,使用时应注意。

(八)药物过量

药物过量表现为出现乙酰胆碱作用亢进症状,应采取对症治疗,可采用阿托品解救。

四、莫沙必利

(一)剂型规格

片剂:5 mg。

(二)适应证

慢性胃炎或功能性消化不良引起的消化道症状,如上腹部胀满感、腹胀和上腹部疼痛;嗳气、恶心、呕吐和胃烧灼感等。

(三)用法用量

常用剂量每次 5 mg,每天 3 次,饭前或饭后服用。

(四)注意事项

服用本品 2 周后,如消化道症状无变化,应停止服用。孕妇和哺乳期妇女、儿童及青少年、有肝肾功能障碍的老年患者慎用。

(五)不良反应

不良反应的发生率约为 4%。主要表现为腹泻、腹痛、口干、皮疹、倦怠、头晕、不适、心悸等。另有约 3.8% 的患者出现检验指标异常变化,表现为嗜酸性粒细胞增多、甘油三脂升高、ALT 升高等。

(六)禁忌证

对本药过敏者。胃肠道出血者或肠梗阻患者。

(七)药物相互作用

与抗胆碱药物合用可能减弱本品的作用。

第四节 止吐及催吐药

一、甲氧氯普胺

(一)剂型规格

片剂:5 mg。注射液:1 mL:10 mg。

(二)适应证

用于因脑部肿瘤手术、肿瘤的放疗及化疗、脑外伤后遗症、急性颅脑损伤以及药物所引起的呕吐。对于胃胀气性消化不良、食欲缺乏、嗳气、恶心、呕吐有较好疗效。也可用于海空作业引起的呕吐及晕车症状。增加食管括约肌压力,从而减少全身麻醉时胃肠道反流所致吸入性肺炎的发生率;可减轻钡餐检查时的恶心、呕吐反应现象,促进钡剂通过;十二指肠插管前服用,有助于顺利插管。对糖尿病性胃轻瘫、胃下垂等有一定疗效;也用于幽门梗阻及对常规治疗无效的十二指肠溃疡。可减轻偏头痛引起的恶心,并可能由于提高胃通过率而促进麦角胺的吸收。本品的催乳作用可试用于乳量严重不足的产妇。可用于胆管疾病和慢性胰腺炎的辅助治疗。

(三)用法用量

口服:每次 5~10 mg,每天 10~30 mg。饭前半小时服用。肌内注射:每次 10~20 mg。每天剂量一般不宜超过 0.5 mg/kg 体重,否则易引起锥体外系反应。

(四)注意事项

注射给药可能引起直立位低血压。本品大剂量或长期应用可能因阻断多巴胺受体,使胆碱能受体相对亢进而导致锥体外系反应(特别是年轻人)。主要表现为帕金森综合征,可出现肌震颤、头向后倾、斜颈、阵发性双眼向上注视、发声困难、共济失调等。可用苯海索等抗胆碱药治疗。遇光变成黄色或黄棕色后,毒性增高。

(五)不良反应

主要为镇静作用,可有倦怠、嗜睡、头晕等。其他有便秘、腹泻、皮疹及溢乳、男子乳房发育等,但较为少见。

(六)禁忌证

孕妇禁用。禁用于嗜铬细胞瘤、癫痫、进行放射治疗或化疗的乳腺癌患者,也禁用于胃肠道活动增强可导致危险的病例。

(七)药物相互作用

吩噻嗪类药物能增强本品的锥体外系不良反应,不宜合用。抗胆碱药(阿托品、丙胺太林、颠茄等)能减弱本品增强胃肠运动功能的效应,两药合用时应予注意。可降低西咪替丁的口服生物利用度,两药若必须合用,服药时间应至少间隔1小时。能增加对乙酰氨基酚、氨苄西林、左旋多巴和四环素等的吸收速率,地高辛的吸收因合用本品而减少。

(八)药物过量

表现为:深昏睡状态,神志不清;肌肉痉挛,如颈部及背部肌肉痉挛、拖曳步态、头部及面部抽搐样动作,以及双手颤抖摆动等锥体外系症状。处理:用药过量时,使用抗胆碱药物(如盐酸苯海索)、治疗帕金森病药物或抗组胺药(如苯海拉明),可有助于锥体外系反应的制止。

二、盐酸昂丹司琼

(一)剂型规格

片剂:4 mg、8 mg。胶囊:8 mg。注射剂:1 mL∶4 mg;2 mL∶4 mg;2 mL∶8 mg。

(二)适应证

本品适用于治疗由化疗和放疗引起的恶心呕吐,也可用于预防和治疗手术后引起的恶心呕吐。

(三)用法用量

1.治疗由化疗和放疗引起的恶心、呕吐

(1)成人:给药途径和剂量应视患者情况因人而异。剂量一般为8～32 mg;对可引起中度呕吐的化疗和放疗,应在患者接受治疗前,缓慢静脉注射8 mg;或在治疗前1～2小时口服8 mg,之后间隔12小时口服8 mg。对可引起严重呕吐的化疗和放疗,可于治疗前缓慢静脉注射本品8 mg,之后间隔2～4小时再缓慢静脉注射8 mg,共2次;也可将本品加入50～100 mL生理盐水中于化疗前静脉滴注,滴注时间为15分钟。对可能引起严重呕吐的化疗,也可于治疗前将本品与 20 mg 地塞米松磷酸钠合用静脉滴注,以增强本品的疗效。对于上述疗法,为避免治疗后24 小时出现恶心呕吐,均应持续让患者服药,每次 8 mg,每天 2 次,连服 5 天。

(2)儿童:化疗前按体表面积计算,每平方米静脉注射 5 mg,12 小时后再口服 4 mg,化疗后应持续给予患儿口服 4 mg,每天 2 次,连服 5 天。

(3)老年人:可依成年人给药法给药,一般不需调整。

2.预防或治疗手术后呕吐

(1)成人:一般可于麻醉诱导同时静脉滴注 4 mg,或于麻醉前 1 小时口服 8 mg,之后每隔8 小时口服 8 mg,共 2 次。已出现术后恶心、呕吐时,可缓慢滴注 4 mg 进行治疗。

(2)肾衰竭患者:不需调整剂量、用药次数或用药途径。

(3)肝衰竭患者:由于本品主要自肝脏代谢,对中度或严重肝衰竭的患者每天用药剂量不应超过8 mg。静脉滴注时,本品在下述溶液中是稳定的(在室温或冰箱中可保持稳定 1 周):0.9%氯化钠注射液、5%葡萄糖注射液、复方氯化钠注射液和 10%甘露醇注射液,但本品仍应于临用前配制。

(四)注意事项

怀孕期间(尤其妊娠早期)不宜使用本品。哺乳期妇女服用本品时应停止哺乳。

(五)不良反应

常见有头痛、头部和上腹部发热感、静坐不能、腹泻、皮疹、急性张力障碍性反应、便秘等;部分患者可有短暂性氨基转移酶升高;少见有支气管痉挛、心动过速、胸痛、低钾血症、心电图改变和癫痫大发作。

(六)禁忌证

有过敏史或对本品过敏者不得使用。胃肠道梗阻患者禁用。

(七)药物相互作用

与地塞米松或甲氧氯普胺合用,可以显著增强止吐效果。

(八)药物过量

过量可引起幻视、血压升高,此时适当给予对症和支持治疗。

三、托烷司琼

(一)剂型规格

注射剂:1 mL∶5 mg。胶囊剂:5 mg。

（二）适应证

本品主要用于治疗癌症化疗引起的恶心、呕吐。

（三）用法用量

每天 5 mg，总疗程 6 天。静脉给药，在化疗前将本品 5 mg 溶于 100 mL 生理盐水、林格氏液或 5％葡萄糖注射液中静脉滴注或缓慢静脉推注。口服给药，每天 1 次，每次 1 粒胶囊（5 mg），于进食前至少 1 小时服用或于早上起床后立即用水送服。疗程 2～6 天，轻症者可适当缩短疗程。

（四）注意事项

哺乳期妇女不宜应用，儿童暂不推荐使用。本品可能对血压有一定影响，因此高血压未控制的患者每天剂量不宜超过 10 mg。

（五）不良反应

常规剂量下的不良反应多为一过性，常见有头痛、便秘、头晕、疲劳及胃肠功能紊乱，如腹痛和腹泻。

（六）禁忌证

对本品过敏者及妊娠妇女禁用。

（七）药物相互作用

本品与食物同服可使吸收略延迟。本品与利福平或其他肝酶诱导剂合用可使本品血浆浓度减低，因此代谢正常者需增加剂量。

四、阿扎司琼

（一）剂型规格

注射剂：2 mL：10 mg。片剂：10 mg。

（二）适应证

主要用于抗恶性肿瘤药引起的消化系统症状，如恶心、呕吐等。

（三）用法用量

成人一般用量为 10 mg，每天 1 次静脉注射。

（四）注意事项

严重肝肾功能不全者慎用。有引起过敏性休克的可能，所以需要注意观察，一旦出现异常时应马上停药并给予适当处理。

（五）不良反应

精神系统方面有时出现头痛、头重或烦躁感；消化系统方面出现口渴，ALT、AST 和总胆红素上升；循环系统有时出现颜面苍白、冷感或心悸；其他方面有时出现皮疹、全身瘙痒、发热、乏力、双腿痉挛、颜面潮红及血管痛等。

（六）禁忌证

对本药及 5-HT$_3$ 受体阻滞药过敏者。胃肠道梗阻患者禁用。

（七）药物相互作用

与碱性药物，如呋塞米、甲氨蝶呤、氟尿嘧啶、吡咯他尼或依托泊苷等配伍时，有可能出现混浊或析出结晶，也可能降低本品的含量，因此本品应先与生理盐水混合后方可配伍，配伍后应在 6 小时内使用。

五、阿扑吗啡

（一）剂型规格

注射剂：1 mL：5 mg。

（二）适应证

本品用于抢救意外中毒及不能洗胃的患者。

（三）用法用量

皮下注射：每次 2～5 mg，1 次最大剂量 5 mg。

（四）注意事项

儿童、老年人、过度疲劳者及有恶心、呕吐的患者慎用。

（五）不良反应

可出现持续的呕吐、呼吸抑制、急促和急性循环衰竭等。

（六）禁忌证

（1）与吗啡及其衍生物有交叉过敏。

（2）有心力衰竭或心力衰竭先兆的患者、醉酒状态明显者、阿片及巴比妥类中枢神经抑制药所导致的麻痹状态患者。

（七）药物相互作用

如先期服用止吐药，可降低本药的催吐作用。

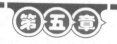

呼吸科临床用药

第一节 抗感冒药

感冒是由多种病毒感染引起的一种常见的急性呼吸系统疾病,具有多发性、传染性、季节性等特点,临床表现以鼻塞、咳嗽、头痛、恶寒、发热、全身不适为主要特征。全年均可发病,尤以春季多见。

抗感冒药物泛指用于治疗感冒的各种药物,剂型、种类繁多,目前市场上销售的抗感冒药物大多是对症治疗。感冒初期由于病毒的侵入,鼻黏膜腺体分泌亢进,血管通透性增加,出现打喷嚏、流鼻涕现象,此时可根据症状选用抗组胺药物如苯海拉明、氯苯那敏、异丙嗪等。感冒发作期可出现发热、头痛、肌肉痛等症状,可用解热镇痛药如阿司匹林、对乙酰氨基酚、双氯芬酸、贝诺酯等缓解,如症状不能控制可加服抗病毒药物或抗感冒中成药。

一、解热镇痛抗炎药

解热镇痛抗炎药是一类具有解热镇痛,而且大多数还有抗炎、抗风湿作用的药物,在化学结构上与肾上腺皮质激素不同,又称为非甾体抗炎药(non-steroidal anti-inflammatory drugs,NSAIDs)。在抗感冒药物中,这类药物针对的主要是感冒中的发热症状,兼有止痛和减轻炎症反应的作用,其中以阿司匹林、对乙酰氨基酚、双氯芬酸等的解热作用较好,对乙酰氨基酚没有减少炎症反应的作用。

(一)应用原则与注意事项

1.应用原则

(1)用药时限:此类药物用于解热一般限定服用 3 天,用于止痛限定服用 5 天,如症状未缓解或消失应及时向医师咨询,不得长期服用。

(2)使用一种解热镇痛药时避免同时服用其他含有解热镇痛药成分的药品,

以免造成肝损伤等不良反应。

2.注意事项

(1)应用解热镇痛药属于对症治疗,并不能解除疾病的致病原因,由于用药后改变了体温,可掩盖病情,影响疾病的诊断,应引以重视。

(2)该类药物很多都对胃肠道有不良反应,其中阿司匹林对胃肠道的刺激性最大。为避免药品对胃肠道的刺激,应在餐后服药,不宜空腹服药。

(3)关注特殊人群用药:高龄患者、孕妇及哺乳期妇女、肝肾功能不全的患者、血小板减少症患者、有出血倾向的患者以及有上消化道出血和/或穿孔病史的患者应慎用或禁用本类药物。对有特异体质者,使用后可能发生皮疹、血管性水肿和哮喘等反应,应当慎用。患有胃十二指肠溃疡者应当慎用或不用。

(4)应用本类药物时应严格掌握用量,避免滥用,老年人应适当减量,并注意间隔一定的时间(4~6小时),同时在解热时多饮水和及时补充电解质。

(5)本类药物中大多数之间有交叉变态反应。

(6)使用本类药物时不宜饮酒或饮用含有酒精的饮料。

(二)药物特征比较

儿童和青少年在病毒感染时如果使用阿司匹林退热,可能会发生一种罕见但可致死的不良反应(瑞夷综合征,表现为严重的肝损害和脑病),因此为孩子选择退热药请避免阿司匹林,而以选择对乙酰氨基酚为好。呼吸系统疾病常用解热镇痛抗炎药的比较。

二、减轻鼻黏膜充血药

拟交感神经药被广泛用作普通感冒症状的减轻鼻黏膜充血药,它们通过α肾上腺素能效应选择性地收缩鼻黏膜血管,使局部血流重新分配,减轻鼻窦、鼻黏膜血管充血,解除鼻塞症状,有助于保持咽鼓管和窦口通畅,减轻流涕、打喷嚏等症状。麻黄碱和去氧肾上腺素、羟甲唑啉、萘甲唑啉和赛洛唑啉等拟交感神经药能局部以滴鼻或喷雾形式给药,伪麻黄碱等可以口服。

(一)应用原则与注意事项

1.应用原则

(1)禁使用所有含有盐酸苯丙醇胺(PPA)的药物。

(2)伪麻黄碱属于"兴奋剂类管制品种""易制毒类化学品",生产、经营和使用按有关规定执行。

(3)局部用药应限制在7天以内。

2.注意事项

(1)关注不良反应:这种药物的不良反应主要表现在心脑血管系统,如头痛、心悸、血压升高等。大剂量可引发期前收缩、心动过速,甚至心室颤动,故患有甲状腺功能亢进、器质性心脏病、高血压、心绞痛者的患者禁用含此成分的抗感冒药。

(2)关注不适宜人群:婴幼儿不宜使用;心血管疾病患者慎用。

(二)伪麻黄碱

1.别称

假麻黄碱,异麻黄碱,伪麻黄素。

2.药理作用

本品通过促进去甲肾上腺素的释放,间接发挥拟交感神经作用;能选择性地收缩上呼吸道毛细血管,消除鼻咽部黏膜充血、肿胀,减轻鼻塞症状,对全身其他脏器的血管无明显的收缩作用,对心率、心律、血压和中枢神经无明显影响。

3.药动学

服药后 2～3 小时血药浓度达高峰。部分代谢为无活性的代谢产物,55%～75%以原形从尿中排泄。其半衰期随尿液 pH 的改变而异。

4.适应证

用于减轻感冒、鼻炎(包括过敏性鼻炎)及鼻窦炎引起的鼻充血症状。

5.用法用量

口服,成人每次 0.12 g,每天 2 次。

6.不良反应

有较轻的兴奋作用、失眠、头痛。

7.禁忌证

严重的高血压、冠心病、服用单胺氧化酶抑制剂及对盐酸伪麻黄碱敏感或不能耐受的患者禁用。

8.药物相互作用

(1)本品可加强肾上腺素的作用,如用本品后需用肾上腺素,则应减量。

(2)本品可增加糖皮质激素的代谢。

(3)与洋地黄合用可致心律失常。

(4)与多沙普仑合用,两者的加压作用均增强。

9.注意事项

避免与其他拟交感神经药和减轻鼻黏膜充血药同时使用。

10.特殊人群用药

孕妇、哺乳期妇女、老年患者慎用。

(三)药物特征比较

口服和局部用药在药效上无明显差异,但局部用药可能会有充血症状反弹的情况,特别是长时间应用后,而口服给药没有反弹情况出现,但更有可能出现全身性的不良反应,并且在药物相互作用方面有更高的风险。

三、抗组胺药

本节所指的抗组胺药是指能选择性地阻断组胺 H_1 受体、拮抗组胺的作用而产生抗组胺效应的一类药物,主要用于治疗过敏性鼻炎、过敏性结膜炎及过敏性皮肤病等。按其化学结构可分为烃胺类、乙醇胺类、乙二胺类、吩噻嗪类、哌嗪类及其他类。

感冒初期感冒病毒刺激机体释放出组胺,造成流涕、咳嗽和痰多等症状,所以常用的感冒药中多含有抗组胺成分,如氯苯那敏、苯海拉明、氯雷他定和西替利嗪等。本类药物通过阻断组胺受体抑制小血管扩张,降低血管通透性,有助于消除或减轻普通感冒患者的打喷嚏和流涕等症状。

(一)应用原则与注意事项

1.应用原则

(1)根据临床疾病的特点选择用药:变态反应紧急阶段有生命威胁时应首先用生理性拮抗剂,如肾上腺素;重度变态反应可选用高效、速效的第二代抗组胺药,如西替利嗪、咪唑斯汀等;一般,变态反应且非驾驶或高空作业者可选用第一代抗组胺药,如氯苯那敏、异丙嗪等;慢性变态反应可选用高效、长效的抗组胺药,如阿司咪唑、酮替芬、曲尼司特和多塞平等。

(2)抗组胺药治疗慢性过敏性皮肤病宜交替或联合应用,以增强抗过敏效果,如同时应用两种或几种抗组胺应选择不同类者。

(3)白天宜用新型的无嗜睡作用的药物;睡前服用传统的抗组胺药,使夜间睡眠良好。

(4)从抗组胺的不良反应选择用药:不应与红霉素、克拉霉素、交沙霉素和伊曲康唑等多种药物合用,因其降低了抗组胺药的代谢,增加室性心律失常的危险,尤其是出现尖端扭转。

(5)老年人应使无抗胆碱作用的药物,应避免使用苯海拉明、赛庚啶和异丙嗪等,可选用酮替芬、桂利嗪、氯雷他定和咪唑斯汀等。儿童宜使用对中枢系统作用轻、不良反应少和服药方便的糖浆类较好,如可用曲普利啶、氯苯那敏和酮替芬等。

2.注意事项

(1)抗组胺药能减少支气管分泌,继而可能形成黏稠的痰液栓,因此不能治疗排痰性咳嗽。

(2)关注不良反应:抗组胺药的常见不良反应包括中枢抑制作用,传统的抗组胺药可通过血-脑屏障进入中枢,有明显的中枢抑制作用,所以驾驶员、高空作业人员、机械操作者及参赛前的运动员不宜服用本类药物。

(3)应用此类药物剂量不要过大,否则可出现中枢神经系统抑制症状;尽可能避免与复方感冒制剂同时使用,因为许多复方感冒制剂中含有氯苯那敏等抗组胺药。

(4)避免与对中枢神经系统有抑制作用的饮料(如酒)、镇静催眠抗惊厥药(如地西泮)和抗精神失常药(如氯丙嗪)同用,否则有可能引起头晕、全身乏力、运动失调、视力模糊和复视等中枢神经过度抑制症状,儿童、老年人和体弱者更易发生。

(5)关注药物相互作用:避免与抗胆碱类(如阿托品)、三环类抗抑郁药(如阿米替林)同用,否则可出现口渴、便秘、排尿困难、心动过缓、青光眼症状加重和记忆功能障碍等有不良反应。

(6)关注不适宜人群:患闭角型青光眼、尿潴留、前列腺增生、幽门十二指肠梗阻和癫痫的患者,以及孕妇和哺乳期妇女慎用。新生儿和早产儿对本类药物抗胆碱作用的敏感性较高,不宜使用。

(二)异丙嗪

1.别称
非那根,茶氯酸异丙嗪,茶异丙嗪。

2.药理作用
本品具有抗组胺、止吐、抗晕动症、镇静催眠作用。

3.药动学
本品肌内注射或口服吸收良好,用药后 2～3 小时血药浓度达峰值,肝脏首关代谢显著,生物利用度较低,体内分布广泛,可透过血-脑屏障和胎盘屏障,并可经乳汁分泌。血浆蛋白结合率高(76%～93%),代谢机制多样,主要以代谢物的形式经尿及胆汁缓慢排泄,消除半衰期为 5～14 小时。

4.适应证

(1)抗过敏,适用于各种过敏性症(如哮喘、荨麻疹等)。

(2)用于晕动病,防治晕车、晕船、晕飞机。

(3)用于麻醉和手术前后的辅助治疗,包括镇静、催眠、镇痛、止吐。

(4)用于防治放射病性或药源性恶心、呕吐。

5.用法用量

(1)口服。①成人:每次 12.5 mg,每天 4 次,餐后及睡前服用,必要时睡前可增至 25 mg。②儿童:常用量为按体重一次 0.125 mg/kg 体重或按体表面积 3.75 mg/m²,每 4～6 小时 1 次。

(2)肌内注射。

成人:①抗过敏,每次 25 mg,必要时 2～4 小时后重复;严重过敏时可肌内注射 25～50 mg,最高量不得超过 100 mg。在特殊紧急的情况下,可用灭菌注射用水稀释至 0.25%,缓慢静脉注射。②止吐,12.5～25 mg,必要时每 4 小时重复 1 次。③镇静催眠,一次 25～50 mg。

小儿:①抗过敏,按体重一次 0.125 mg/kg 体重或按体表面积 3.75 mg/m²,每 4～6 小时 1 次。②止吐,按体重一次 0.25～0.5 mg/kg 体重或按体表面积 7.5～15 mg/m²,必要时每 4～6 小时重复;或每次 12.5～25 mg,必要时每 4～6 小时重复。③镇静催眠,必要时按体重一次0.5～1 mg/kg 体重或每次 12.5～25 mg。④抗眩晕,睡前可按需给予,按体重 0.25～0.5 mg/kg 体重或按体表面积 7.5～15 mg/m²;或每次 6.25～12.5 mg,每天 3 次。

6.不良反应

常见嗜睡、视物模糊或色盲(轻度)、眩晕、口鼻咽干燥、耳鸣、皮疹、胃痛或胃部不适感、反应迟钝(儿童多见)、低血压、恶心或呕吐,甚至出现黄疸。还可增加皮肤光敏性、噩梦、易兴奋、易激动、幻觉、中毒性谵妄,儿童易发生锥体外系反应。少见血压增高,白细胞减少、粒细胞减少症及再生障碍性贫血。

7.禁忌证

对本品过敏者禁用。

8.药物相互作用

(1)与其他中枢神经抑制药(特别是麻醉药、巴比妥类、单胺氧化酶抑制药或三环类抗抑郁药)同用时可相互增强效应,用量要另行调整。

(2)与抗胆碱类药物(特别是阿托品类药)同用时,本药的抗毒蕈碱样效应可增强。

（3）与溴苄胺、异喹胍或胍乙啶等同用时,后者的降压效应增强;与肾上腺素同用时,后者的 α 肾上腺素能作用可被阻断,使 β 肾上腺素能作用占优势。

（4）顺铂、水杨酸制剂、万古霉素、巴龙霉素及其他氨基糖苷类抗生素等具有耳毒性的药物与本药同用时,以上药物的耳毒性症状可被掩盖。

（5）不宜与茶碱及生物碱类药物同时配伍注射。

9.注意事项

（1）对吩噻嗪类药高度过敏者对本品也过敏。

（2）下列情况应慎用:肝功能不全和各类肝脏疾病患者,肾衰竭患者,急性哮喘,膀胱颈部梗阻,骨髓抑制,心血管疾病,昏迷,闭角型青光眼,高血压,胃溃疡,前列腺肥大症状明显者,幽门或十二指肠梗阻,呼吸系统疾病(尤其是儿童服用本品后痰液黏稠,影响排痰,并可抑制咳嗽反射),癫痫患者(注射给药时可增加抽搐的严重程度),黄疸,瑞夷综合征(异丙嗪所致的锥体外系症状易与瑞夷综合征相混淆)。

（3）应用异丙嗪时,应特别注意有无肠梗阻或药物过量、中毒等问题,因其症状体征可被异丙嗪的镇吐作用所掩盖。

10.特殊人群用药

（1）孕妇、哺乳期妇女:孕妇在临产前 1～2 周应停用此药;哺乳期妇女慎用。

（2）老年人:老年人使用本药后易发生头晕、呆滞、精神错乱和低血压,还可出现锥体外系症状(特别是帕金森病、静坐不能和持续性运动障碍),这种情况在用量过大或胃肠道外给药时更易发生。

（3）儿童:一般的抗组胺药对婴儿特别是新生儿和早产儿有较大的危险性;<3 个月的婴儿体内的药物代谢酶不足,不宜应用本品。

（三）苯海拉明

1.别称

苯那君、苯那坐尔、二苯甲氧乙胺和可他敏。

2.药理作用

本品具有抗组胺、中枢抑制、镇咳、抗 M 胆碱样作用及降低毛细血管渗出、消肿、止痒等作用。

3.药动学

本品可口服或注射给药,吸收快而完全。口服的生物利用度为 50%,15～60 分钟起效,3 小时达血药峰浓度,作用可维持 4～6 小时。本品在体内分布广泛,蛋白结合率高,代谢机制多样,主要经尿以代谢物的形式排出,原形药很少。

4.适应证

(1)急性重症变态反应,可减轻输血或血浆所致的变态反应。

(2)手术后药物引起的恶心、呕吐。

(3)帕金森病和锥体外系症状。

(4)牙科局麻,当患者对常用的局麻药高度过敏时,1%苯海拉明液可作为牙科用局麻药。

(5)其他变态反应病不宜口服用药者。

5.用法用量

(1)口服:一般每次 25～50 mg,每天 2～3 次,餐后服用。

(2)深部肌内注射:每次 20 mg,每天 1～2 次。

6.不良反应

常见中枢神经抑制作用、共济失调、恶心、呕吐、食欲减退等;少见气急、胸闷、咳嗽、肌张力障碍等;有报道给药后可发生牙关紧闭并伴喉痉挛;偶可引起皮疹、粒细胞减少、贫血及心律失常。

7.禁忌证

对本品过敏或对其他乙醇胺类药物高度过敏者;重症肌无力者;驾驶车船、从事高空作业、机械作业者工作期间禁用。新生儿和早产儿禁用。

8.药物相互作用

(1)本品可短暂影响巴比妥类药和磺胺醋酰钠等的吸收。

(2)和对氨基水杨酸钠同用可降低后者的血药浓度。

(3)可增强中枢神经抑制药的作用。

9.注意事项

(1)肾衰竭时,给药的间隔时间应延长。

(2)本品的镇吐作用可给某些疾病的诊断造成困难。

10.特殊人群用药

(1)孕妇慎用,哺乳期妇女不宜使用。

(2)老年人慎用。

(3)新生儿和早产儿禁用。

(四)氯苯那敏

1.别称

扑尔敏,氯苯吡胺,氯屈米通,马来那敏。

2.药理作用

本药为烃烷基胺类抗组胺药。其特点是抗组胺作用强,用量少,具有中等程度的镇静作用和抗胆碱作用。

3.药动学

可口服或注射给药,口服吸收快而完全,生物利用度为 25%～50%,血浆蛋白结合率为 72%。口服后 15～60 分钟起效,肌内注射后 5～10 分钟起效,消除相半衰期为 12～15 小时,作用维持 4～6 小时。主要经肝脏代谢,其代谢物经尿液、粪便及汗液排泄。本品亦可随乳汁分泌。

4.适应证

(1)皮肤过敏症如荨麻疹、湿疹、皮炎、药疹、皮肤瘙痒症、神经性皮炎、虫咬症、日光性皮炎。

(2)过敏性鼻炎。

(3)药物和食物过敏。

5.用法用量

(1)口服:成人每次 4 mg,每天 3 次。

(2)肌内注射:每次 5～20 mg,每天 1～2 次。

6.不良反应

主要有嗜睡、口渴、多尿、咽喉痛、困倦、虚弱感、心悸、皮肤瘀斑、出血倾向。

7.禁忌证

对本品过敏者,高空作业者、车辆驾驶人员、机械操作人员工作时间禁用。

8.药物相互作用

(1)同时饮酒或服用中枢神经抑制药可使抗组胺药的药效增强。

(2)本品可增强金刚烷胺、抗胆碱药、氟哌啶醇、吩噻嗪类以及拟交感神经药等的作用。

(3)奎尼丁和本品同用,其类似于阿托品样的效应加剧。

(4)本品和三环类抗抑郁药物同用时可使后者增效。

9.注意事项

(1)注射剂有刺激性,静脉注射过快可致低血压或中枢神经兴奋。

(2)不宜与氨茶碱混合滴注。

10.特殊人群用药

(1)孕妇、哺乳期妇女慎用。

(2)老年人较敏感,应适当减量。

（3）新生儿、早产儿不宜使用。

（五）阿司咪唑

1.别称

息斯敏、阿司唑、安敏、吡氯苄氧胺和苄苯哌咪唑。

2.药理作用

本品为长效的 H_1 受体拮抗药，作用强而持久，每天服用 1 次即可抑制变态反应症状 24 小时，无中枢镇静作用及抗毒蕈碱样胆碱作用。

3.药动学

口服吸收迅速，1 小时左右达血药浓度峰值，血浆蛋白结合率为 97％，不易通过血-脑屏障。大部分在肝中经 CYP450 酶系统代谢，代谢产物去甲基阿司咪唑仍具有抗组胺活性。本品及代谢产物均具有肝肠循环。本品及其代谢产物均自尿排出，但原形药物极少。本品及代谢产物的半衰期长达 19 天，故达到稳态血药浓度需 4～8 周。

4.适应证

治疗常年性和季节性过敏鼻炎、过敏性结膜炎、慢性荨麻疹和其他过敏性反应症状。

5.用法用量

（1）成人：口服，每次 3～6 mg，每天 1 次，于空腹时服。一天内最多用至 10 mg。

（2）儿童：口服，6 岁以下按 0.2 mg/kg 体重，6～12 岁每天 5 mg，12 岁以上剂量同成人。

6.不良反应

（1）偶有嗜睡、眩晕和口干等现象。长期服用可增加食欲而使体重增加。

（2）服用过量可引起心律失常。

7.禁忌证

对本品过敏者禁用。

8.药物相互作用

（1）本品不能与抑制肝脏代谢酶的药物合用，如抗真菌药氟康唑、伊曲康唑、酮康唑和咪康唑，大环内酯类抗生素克拉霉素、红霉素，以及特非那定、5-羟色胺再摄取抑制药和 HIV 蛋白酶抑制药等，以免引发严重的室性心律失常。

（2）避免与其他可能导致心律失常的药物合用，如抗心律失常药、三环类抗抑郁药、抗疟药卤泛群、奎宁、抗精神病药、西沙必利和索他洛尔等。

（3）与利尿药合用时,应注意电解质失衡引起的低血钾。

9.注意事项

（1）应避免与影响肝脏代谢酶,易致电解质紊乱如低血钾的药物合用。

（2）因阿司咪唑广泛地经肝脏代谢,患有显著的肝功能障碍的患者应尽量避免服用。

（3）服用过量可引起严重的心律失常,本品给药不宜超过推荐剂量。药用炭可有效地减少本品在胃肠道的吸收,中毒后应尽快服用,也可催吐或洗胃,血液透析不能增加本品的清除。

（4）应在饭前 1～2 小时或饭后 2 小时服用。

10.特殊人群用药

（1）孕妇、哺乳期妇女慎用。

（2）老年患者用量酌减。

（六）依巴斯汀

1.别称

开思亭,苏迪。

2.药理作用

本药为哌啶类长效非镇静性第二代组胺 H_1 受体拮抗剂,能抑制组胺释放,对中枢神经系统的 H_1 受体拮抗作用和抗胆碱作用弱。

3.药动学

口服吸收较完全,极难通过血-脑屏障,大部分在肝脏代谢为活性代谢产物卡瑞斯汀,2.6～4 小时体内达峰值。依巴斯汀和卡瑞斯汀有较高的血浆蛋白结合率（>95%）,卡瑞斯汀的半衰期长达 15～19 小时,66% 以结合的代谢产物由尿排出。

4.适应证

荨麻疹、过敏性鼻炎、湿疹、皮炎、皮肤瘙痒症等。

5.用法用量

（1）成人:口服,每次 10 mg,每天 1 次。

（2）儿童:口服,2～5 岁每次 2.5 mg,每天 1 次;6～11 岁每次,5 mg,每天 1 次。

6.不良反应

有时困倦,偶见头痛、头晕、口干、胃部不适、嗜酸性粒细胞增多、ALT 及

ALP 升高。罕见皮疹、水肿、心动过速。

7.禁忌证

对本品及其辅料过敏者禁用。

8.药物相互作用

(1)与具有 CYP450 肝药酶抑制作用的抗真菌药如酮康唑、伊曲康唑、氟康唑、咪康唑合用时应慎重。

(2)大环内酯类抗生素如红霉素等可使本品代谢物卡巴斯汀的血药浓度升高 1～2 倍。

(3)与丙卡巴肼、氟哌利多等合用时应注意中枢抑制和心脏毒性的发生。

9.注意事项

(1)对其他 H_1 受体拮抗剂有不良反应者慎用。

(2)已确定有心电图 Q-T 间期延长或心律失常患者慎用。

(3)哮喘和上呼吸道感染患者慎用。

(4)驾驶或操纵机器期间慎用。

(5)肝、肾功能不全者慎用。

10.特殊人群用药

(1)孕妇慎用,哺乳期妇女用药期间应暂停哺乳。

(2)适用于 2 岁以上的儿童,对 2 岁以下儿童用药的安全性有待于进一步验证。

(3)老年患者通常生理功能减退,应注意减小剂量,以每天 1 次,每次 5 mg 开始服药。

(七)氯雷他定

1.药品名称

开瑞坦、克敏能、华畅、百为哈和百为坦。

2.药理作用

本药为哌啶类抗组胺药,具有选择性的拮抗外周组胺 H_1 受体的作用,其抗组胺作用起效快、效强、持久。本品无镇静作用,无抗毒蕈碱样胆碱作用,对乙醇无强化作用。

3.药动学

口服吸收迅速、良好,血药浓度达峰时间(t_{max})为 1.5 小时,与血浆蛋白的结合率为 98%。大部分在肝中被代谢,代谢产物去羧乙氧基氯雷他定仍具有抗组胺活性。本品及其代谢物均自尿和粪便排出,半衰期约为 20 小时。

4.适应证

用于过敏性鼻炎、急性或慢性荨麻疹、过敏性结膜炎、花粉症及其他过敏性皮肤病。

5.用法用量

(1)成人及＞12 岁的儿童:口服,每次 10 mg,每天 1 次。

(2)2～12 岁儿童:口服,体重＞30 kg 者每次 10 mg,每天 1 次;体重≤30 kg 者每次 5 mg,每天 1 次。

6.不良反应

常见的不良反应有乏力、头痛、嗜睡、口干、胃肠道不适(包括恶心、胃炎)以及皮疹等;偶见健忘及晨起面部、肢端水肿;罕见的不良反应有视物模糊、血压降低或升高、晕厥、癫痫发作、乳房肿大、脱发、变态反应、肝功能异常、心动过速、心悸、运动功能亢进、黄疸、肝炎、肝坏死和多形红斑等。

7.禁忌证

具有变态反应或特异体质的患者禁用。

8.药物相互作用

(1)大环内酯类抗生素、抗真菌药酮康唑等可减缓本品的代谢,增加本品的血药浓度,有可能导致不良反应增加。

(2)与其他中枢抑制药、三环类抗抑郁药合用或饮酒可引起严重嗜睡。

(3)单胺氧化酶抑制药可增加本品的不良反应。

9.注意事项

(1)对肝功能不全者,消除半衰期有所延长,可按每次 10 mg,隔天 1 次服用。肾功能不全者慎用。

(2)本品对心脏功能无影响,但偶有心律失常报道,有心律失常病史者应慎用。

(3)抗组胺药能清除或减轻皮肤对所有变应原的阳性反应,因此在做皮试前约 48 小时应停止使用氯雷他定。

10.特殊人群用药

(1)孕妇、哺乳期妇女慎用。

(2)2 岁以下儿童服用本药的安全性及疗效尚未确定。

(八)药物特征比较

1.药理作用比较

该类药物中大部分具有抗外周组胺 H_1 受体、镇静、抗乙酰胆碱、局部麻醉和奎尼丁样作用,但因结构、剂型不同,药理作用也不尽相同。详见表5-1。

表 5-1　常用的 H_1 受体拮抗药的作用特点比较

药物	抗组胺	镇静催眠	抗晕动止吐	抗胆碱	作用持续时间
苯海拉明	++	+++	++	+++	4～6 小时
异丙嗪	++	+++	++	+++	6～12 小时
氯苯那敏	+++	—	—	++	4～6 小时
西替利嗪	+++	—	—	—	7～10 小时
左卡巴斯汀	+++				12 小时
阿司咪唑	+++	—	—	—	10 天
特非那定	+++	—	—	—	12～24 小时
依巴斯汀	+++	—	—	—	24 小时

注:强+++;中++;弱+;无—

2.主要不良反应比较

(1)苯海拉明:常见中枢神经抑制作用、共济失调;少见气急、胸闷;偶可引起皮疹、粒细胞减少、贫血;常见恶心、呕吐、食欲缺乏。

(2)氯苯那敏:嗜睡、困倦、虚弱感;心悸;出血倾向;口渴、多尿。

(3)阿司咪唑:嗜睡、眩晕;超量服用本品可能发生 Q-T 间期延长或室性心律失常;口干,偶见体重增加。

(4)咪唑斯汀:偶见困意和乏力;与某些抗组胺药物合用时,曾观察到 Q-T 间期延长的现象;偶见食欲增加并伴有体重增加。

(5)依巴斯汀:有时困倦,偶见头痛、头晕;罕见心动过速;嗜酸性粒细胞增多;口干、胃部不适、ALT 及 ALP 升高。

(6)氯雷他定:常见乏力、头痛、嗜睡;罕见心动过速及心悸;常见口干、恶心、胃炎,罕见肝功能异常;常见皮疹,罕见脱发、变态反应。

(7)非索非那定:常见头痛、嗜睡、头昏、疲倦;常见恶心。

(8)左西替利嗪:头痛、嗜睡、口干、疲倦、衰弱;腹痛。

四、中成药

按照中医理论,感冒分为风寒型感冒、风热型感冒、暑湿感冒、少阳感冒以及体虚感冒。

（一）应用原则与注意事项

1.应用原则

应辨证用药。

2.注意事项

服用抗感冒中成药时应忌烟、酒及辛辣、生冷和油腻食物，也不宜同时服用滋补性中成药。糖尿病患者及有高血压、心脏病、肝病和肾病等慢性病严重者及孕妇或正在接受其他治疗的患者均应在医师的指导下服用。

（二）药物各论

1.风寒型感冒

风寒型感冒的症状为鼻塞、喷嚏、咳嗽、头痛、畏寒、低热、无汗、肌肉疼痛、流清涕、吐稀薄白色痰和咽喉红肿疼痛。辨证的最关键点是患者怕冷较明显，而发热不甚明显，或是低热。治疗可选用风寒感冒颗粒、荆防颗粒、感冒软胶囊、感冒清热颗粒和正柴胡饮颗粒等。

（1）感冒清热颗粒：白芷、薄荷、柴胡、防风、葛根、荆芥穗、桔梗、苦杏丁、芦根和紫苏叶。疏风散寒，解表清热。用于风寒感冒，头痛发热，恶寒身痛，鼻流清涕，咳嗽咽干。每袋装 12 g；无糖颗粒剂每袋装 6 g。开水冲服，每次 1 袋，每天 2 次。

（2）正柴胡饮颗粒：柴胡、陈皮、防风、甘草、赤芍和生姜。解表散寒，用于外感风寒轻症，微恶风寒，发热，无汗，头痛身痛，舌苔薄白，脉浮。每袋装 10 g；无糖颗粒剂每袋装 3 g。开水冲服，每次 1 袋，每天 3 次。

（3）风寒感冒颗粒：白芷、陈皮、防风、甘草、葛根、桂枝、桔梗、苦杏仁、麻黄和紫苏叶。解表发汗，疏风散寒。用于风寒感冒，发热，头痛，恶寒，无汗，鼻塞，流清涕。每袋装 8 g。口服，每次 1 袋，每天 3 次。

（4）荆防颗粒：荆芥、防风、羌活、独活、柴胡、前胡、川芎、枳壳、茯苓、桔梗和甘草。发汗解表，散寒除湿。用于风寒感冒，头痛身痛，恶寒，无汗，鼻塞，流清涕，咳嗽，咳白痰。每袋装 15 g。开水冲服，每次 1 袋，每天 3 次。

2.风热型感冒

风热型感冒的症状为鼻塞、流涕、咳嗽、头痛、发热重、痰液黏稠呈黄色、喉咙痛和便秘。辨证的关键点是发热，体温较高，怕冷的感觉不是太明显，咽喉、扁桃体红肿而疼痛，口渴。治疗可以选用的药物有银翘解毒颗粒、板蓝根颗粒和双黄连口服液；发热较重的可以选用清热解毒颗粒、蓝芩口服液。

（1）银翘解毒颗粒：薄荷、淡豆豉、淡竹叶、甘草、金银花、荆芥、桔梗、连翘和牛蒡子。疏风解表，清热解毒。用于风热感冒，症见发热头痛，咳嗽口干，咽喉疼痛。每袋装 15 g。开水冲服，每次 1 袋，每天 3 次，重症者加服 1 次。

（2）板蓝根颗粒：板蓝根。清热解毒，凉血消肿，利咽。用于感受风热毒邪引起的发热、咽喉痛和头痛。每袋 10 g，无糖颗粒每袋 5 g。每次 1 袋，每天 2 次。

（3）双黄连口服液：金银花、黄芩、连翘。辛凉解表，清热解毒。用于外感风热引起的发热、咳嗽、咽痛。每支 10 mL。口服，每次 20 mL，每天 3 次；小儿酌减或遵医嘱。

（4）清热解毒颗粒：黄连、水牛角、玄参、金银花、地黄、大青叶、连翘、知母和石膏。清热解毒，养阴生津，泻火。用于治疗流感、上呼吸道感染。每袋装 15 g。口服，每天 3 次，每次 1～2 袋。

（5）蓝芩口服液：板蓝根、黄芩、栀子、黄柏和胖大海。清热解毒，利咽消肿。用于急性咽炎、肺胃实热证所致的咽痛、咽干和咽部灼热。每支 10 mL。口服，每次 20 mL，每天 3 次。

3.暑湿感冒

暑湿感冒症见恶寒发热，头痛头胀，胸膈痞满，腹痛肠鸣，呕吐腹泻，身乏无力，口淡无味，食欲缺乏等。辨证的要点一是发病季节在夏季，二是表现为头昏脑重、胸闷泛恶。治疗常用的药物为藿香正气水（液、软胶囊）

（1）药物组成：苍术、陈皮、厚朴（姜制）、白芷、茯苓、大腹皮、生半夏、甘草浸膏、广藿香油、紫苏叶油。

（2）功能主治：解表化湿，理气和中。用于外感风寒、内伤湿滞或夏伤暑湿所致的感冒、胃肠型感冒。水、液：5～10 mL；软胶囊：每粒 0.45 g。

（3）用法用量：口服，水、液每次 5～10 mL，软胶囊 2～4 粒，均每天 2 次。

4.少阳感冒

少阳感冒临床可见寒热往来，口苦咽干，胸胁苦满，心烦喜呕，舌边尖红，苔薄白，脉弦等。辨证的要点是一会儿怕冷，一会儿发热，往来发作，还有肝经淤滞的特点，如口苦、不欲饮食等。治疗的代表药是小柴胡片。

5.体虚感冒

体虚感冒是以反复感冒为特征，一般以气虚感冒多见。症见恶寒较重，发热，鼻塞流涕，头痛无汗，肢体倦怠乏力，咳嗽咳痰，无力，舌质淡，苔薄白，脉浮。辨证的要点为平常体质虚弱，反复感冒是最重要的特点。治疗的代表中成药是玉屏风颗粒。

五、缓解感冒症状的复方药

由于感冒发病急促,症状复杂多样,至今尚未有一种药物能单独解决所有这些问题,因此目前市场上的抗感冒药物通常多为复方制剂,其成分主要有解热镇痛药,如对乙酰氨基酚、双氯芬酸钠等;减轻鼻黏膜充血药,如盐酸伪麻黄碱等;抗组胺药,如氯苯那敏、苯海拉明等;镇咳药,如右美沙芬、咖啡因等;抗病毒药,如金刚烷胺等;中药成分,如大青叶、人工牛黄等。

(一)应用原则与注意事项

1.对症用药

根据不同感冒患者的不同特点,仔细且严格地来掌握抗感冒药物的剂量,严格地把握治疗疗程和用药时间。

2.尽量避免多药合用

抗感冒药中很多药含有相同成分,应尽量避免合用,以免造成成分超量,增加不良反应。

3.避免饮酒

用药期间不得饮酒或饮用含有酒精的饮料。

(二)复方盐酸伪麻黄碱缓释胶囊

1.别称

新康泰克。

2.成分

本品为复方制剂,每粒含盐酸伪麻黄碱 90 mg、马来酸氯苯那敏(扑尔敏)4 mg。

3.药理作用

盐酸伪麻黄碱有收缩上呼吸道毛细血管、消除鼻咽部黏膜充血、减轻鼻塞症状的作用;马来酸氯苯那敏能进一步减轻感冒引起的鼻塞、流涕、打喷嚏等症状。

4.药动学

本品的内容物中既含有速释小丸,也含有能在一定时间内发挥作用的缓释小丸,其有效浓度可维持 12 小时。

5.适应证

本品可减轻由于普通感冒、流行性感冒引起的上呼吸道症状和鼻窦炎、花粉症所致的各种症状,特别适用于缓解上述疾病的早期临床症状,如打喷嚏、流鼻涕、鼻塞等。

6.用法用量

口服,成人每 12 小时服 1 粒,24 小时内不应超过 2 粒。

7.不良反应

可见头晕、困倦、口干、胃部不适、乏力和大便干燥等。

8.禁忌证

严重的冠状动脉疾病、有精神病病史者及严重的高血压患者禁用。

9.药物相互作用

本品不宜与氯霉素、巴比妥类、解痉药、酚妥拉明和洋地黄苷类药物并用。

10.注意事项

(1)肝、肾功能不全者,运动员慎用。

(2)用药期间不得驾驶及高空作业、操作机械及精密仪器。

11.特殊人群用药

孕妇及哺乳期妇女慎用。

(三)氨酚伪麻美芬片Ⅱ-氨麻苯美片

1.别称

白加黑。

2.成分

本品为复方制剂,日用片每片含对乙酰氨基酚 325 mg、盐酸伪麻黄碱 30 mg 和氢溴酸右美沙芬 15 mg,夜用片每片在日用片的基础上加用盐酸苯海拉明 25 mg。

3.药理作用

对乙酰氨基酚可抑制前列腺素合成而具有解热镇痛作用;盐酸伪麻黄碱具有收缩上呼吸道毛细血管,消除鼻咽黏膜充血,减轻鼻塞、流涕的作用;氢溴酸右美沙芬能抑制咳嗽中枢,具有止咳作用;盐酸苯海拉明为抗组胺药,能进一步减轻鼻塞、流涕和打喷嚏等症状,并有镇静安眠的作用。

4.适应证

治疗和减轻感冒引起的发热、头痛、周身四肢酸痛、喷嚏、流涕、鼻塞和咳嗽等症状。

5.用法用量

口服,成人和 12 岁以上的儿童日用片每次 1~2 片,每天 2 次或白天每 6 小时服 1 次;夜用片睡前服 1~2 片。

6.不良反应

有时有轻度头晕、乏力、恶心、上腹不适、口干、食欲缺乏和皮疹等,可自行恢复。

7.禁忌证

严重的肝、肾功能不全者禁用。

8.药物相互作用

(1)如与其他解热镇痛药同用,可增加肾毒性的危险。

(2)不宜与氯霉素、巴比妥类、解痉药、酚妥拉明、洋地黄苷类同用。

9.注意事项

(1)每天服用白片与黑片的总量不宜超过 8 片,每次服用间隔不宜小于 6 小时。不可超过推荐剂量,若超过剂量,可能出现头晕、嗜睡或精神症状。

(2)下列情况者应慎用:咳嗽或其他症状在服药后一周内未改善、加重或复发者;伴随发热、皮疹、红肿或持续头痛者,尤其发热超过三天的患者;伴有原发性高血压、心脏病、糖尿病、甲亢、青光眼、前列腺肥大引起的排尿困难、肺气肿患者;因吸烟、肺气肿、哮喘引起的慢性咳嗽及痰多黏稠患者。

(3)夜用片用药期间可能引起头晕、嗜睡,故服药期间不宜驾车或高空作业、操纵机器。

(4)饮酒、服镇痛剂、镇静剂会加重嗜睡。

(5)肝肾功能不全者慎用。

10.特殊人群用药

(1)妊娠期或哺乳期妇女需慎用。

(2)儿童饮用含酒精的饮料易引起过敏。12 岁以下儿童患者请遵医嘱。

(3)60 岁以上老年患者请遵医嘱。

(四)维 C 银翘片

1.成分

金银花、连翘、荆芥、淡豆豉、牛蒡子、桔梗、薄荷油、芦根、淡竹叶、甘草薄荷油;每片含维生素 C 49.5 mg、对乙酰氨基酚 105 mg、马来酸氯苯那敏 1.05 mg。

2.药理作用

辛凉解表,清热解毒。

3.适应证

用于外感风热所致的流行性感冒,症见发热、头痛、咳嗽、口干、咽喉疼痛。

4.用法用量

口服,每次 2 片,每天 3 次。

5.不良反应

可见困倦、嗜睡、口渴、虚弱感;偶见皮疹、荨麻疹、药物热及粒细胞减少、过敏性休克、重症多形红斑型药疹、大疱性表皮松解症;长期大量用药会导致肝、肾功能异常。

6.禁忌证

严重的肝、肾功能不全者禁用。

7.药物相互作用

与其他解热镇痛药并用有增加肾毒性的危险。

8.注意事项

(1)肝肾功能不全者、膀胱颈梗阻、甲状腺功能亢进、青光眼、高血压和前列腺肥大者慎用。

(2)服药期间不得驾驶机、车、船,从事高空作业、机械作业及操作精密仪器。

9.特殊人群用药

孕妇及哺乳期妇女慎用。

第二节 平 喘 药

平喘药是指能通过不同的作用机制缓解支气管平滑肌痉挛,使其松弛和扩张,进而缓解气急、呼吸困难等症状的药物。临床常用的平喘药按作用方式可分为支气管扩张药、抗炎平喘药和抗过敏平喘药,其中支气管扩张药包括茶碱类、β_2 受体激动药和吸入性抗胆碱药。

一、茶碱类药物

茶碱类药物为甲基黄嘌呤类的衍生物,是临床常用的平喘药,具有强心、利尿、扩张冠状动脉、松弛支气管平滑肌和兴奋中枢神经系统等作用,主要用于治疗支气管哮喘、慢性阻塞性肺疾病、肺气肿和心脏性呼吸困难等疾病。茶碱类的应用因其有不良反应曾一度受到冷落,但近来研究表明小剂量的茶碱仍能起到平喘作用,并且兼有一定程度的抗炎作用,所以临床应用又趋广泛。

迄今为止已知的茶碱类药物及其衍生物有 300 多种,基本上是对茶碱进行成盐或结构修饰,以提高茶碱的水溶性、生物利用度与降低不良反应。临床上较为常用的品种有茶碱、氨茶碱、二羟丙茶碱和多索茶碱等。

(一)应用原则与注意事项

1.应用原则

(1)用药剂量个体化:茶碱类药物于肝内代谢,影响因素较多,血药浓度的个体差异大,因此应根据患者情况制订个体化给药方案,必要时监测血药浓度,根据血药浓度调整给药剂量。老年患者以及酒精中毒、充血性心力衰竭和肝肾功能不全等患者的茶碱清除率低,给药剂量应减少。吸烟者本类药物的代谢加快,应较常规用量大。

(2)血浆药物浓度监测:茶碱类药物的治疗窗较窄,中毒剂量与治疗剂量较为接近,为避免药物不良反应,接受茶碱类药物治疗的患者有条件时均应测定血药浓度(therapeutic drug monitoring,TDM),以保证给药的安全性和有效性。

2.注意事项

(1)控制静脉给药速度:此类药品应避免静脉注射过快,因为当茶碱的血药浓度高于20 μg/mL时可出现毒性反应,表现为心律失常、心率增快、肌肉颤动或癫痫。

(2)关注不适宜人群:茶碱类药物禁忌于对该类药物及其衍生物过敏者;活动性消化性溃疡、未经控制的惊厥性疾病患者;急性心肌梗死伴血压下降者;未治愈的潜在癫痫患者。多索茶碱哺乳期妇女禁用,孕妇慎用。

(3)注意药物相互作用:茶碱类药 90% 在肝内被细胞色素 P450 酶系统代谢,为 CYP1A2 代谢酶的底物,当与该酶的抑制剂或诱导剂同时使用时影响药物疗效,增加药物不良反应。

(二)氨茶碱

1.别称

阿咪康、安释定、茶碱乙烯双胺和茶碱乙二胺盐。

2.药理作用

本药为茶碱与乙二胺的复盐,药理作用主要来自茶碱。

(1)松弛支气管平滑肌,也能松弛肠道、胆道等多种平滑肌。对支气管黏膜的充血、水肿也有缓解作用。

(2)增加心排血量,扩张入球和出球肾小动脉,增加肾小球滤过率和肾血流量,抑制肾小管重吸收钠和氯离子。

（3）增加骨骼肌的收缩力,茶碱加重缺氧时的通气功能不全被认为是过度增加膈肌的收缩而致膈肌疲劳的结果。

3.药动学

口服吸收完全,其生物利用度为 96%,用药后 1～3 小时血药浓度达峰值,有效血药浓度为 10～20 $\mu g/mL$。血浆蛋白结合率约为 60%,V_d 为 $(0.5\pm0.16)L/kg$。80%～90%的药物在体内被肝脏的混合功能氧化酶代谢,本品的大部分代谢物及约 10%原形药均经肾脏排出,正常人体内的半衰期（半衰期）为 (9.0 ± 2.1) 小时。

4.适应证

用于支气管哮喘、喘息性支气管炎、慢性阻塞性肺疾病,也可以用于急性心功能不全和心源性哮喘。

5.用法用量

（1）口服：①成人每次 0.1～0.2 g,每天 3 次;极量为每次 0.5 g,每天 1 g。②儿童按每天 3～5 mg/kg 体重,分 2～3 次服。

（2）静脉注射：①成人每次 0.125～0.25 g,用 20～40 mL 50%葡萄糖溶液稀释后缓慢静脉注射,注射时间不得短于 10 分钟;极量为每次 0.5 g,每天 1 g。②儿童按每次 2～4 mg/kg 体重。

（3）静脉滴注：每次 0.25～0.5 g,用葡萄糖注射液 250 mL 稀释后缓慢滴注。

6.不良反应

恶心、呕吐、易激动、失眠;心动过速、心律失常;发热、嗜睡、惊厥甚至呼吸、心搏骤停致死。

7.禁忌证

对本品过敏的患者、活动性消化道溃疡和未经控制的惊厥性疾病患者禁用。

8.药物相互作用

（1）地尔硫䓬、维拉帕米可干扰茶碱在肝内的代谢,与本品合用增加本品的血药浓度和毒性。

（2）西咪替丁可降低本品的肝清除率,合用时可增加茶碱的血清浓度和/或毒性。

（3）与克林霉素、林可霉素及某些大环内酯类、氟喹诺酮类抗菌药物合用时可降低茶碱的清除率,增高其血药浓度,其中尤以与依诺沙星合用为著。当茶碱与上述药物配伍使用时,应适当减量或监测茶碱的血药浓度。

（4）苯巴比妥、苯妥英、利福平可诱导肝药酶,加快茶碱的肝清除率,使茶碱的血清浓度降低;茶碱也干扰苯妥英的吸收,两者的血药浓度均下降,合用时应调整剂量,并监测血药浓度。

(5)与锂盐合用可使锂的肾排泄增加。影响锂盐的作用。

(6)与美西律合用可减低茶碱的清除率,增加血浆中的茶碱浓度,需调整剂量。

(7)与咖啡因或其他黄嘌呤类药并用可增加其作用和毒性。

9.注意事项

(1)下列情况慎用,如肾功能或肝功能不全的患者、高血压、有非活动性消化道溃疡病史的患者、孕妇及哺乳期妇女、新生儿和老年人。

(2)茶碱制剂可致心律失常和/或使原有的心律失常恶化,患者心率和/或节律的任何改变均应进行监测和研究。

(3)应定期监测血清茶碱浓度,以保证最大疗效而不发生血药浓度过高的危险。

10.特殊人群用药

(1)孕妇、哺乳期妇女尽量避免使用。

(2)老年患者的血浆清除率降低,潜在毒性增加,应慎用,并进行血药浓度监测。

(3)小儿的药物清除率较高,个体差异大,应进行血药浓度监测。

(三)二羟丙茶碱

1.别称

喘定、奥苏芬、甘油茶碱、双羟丙茶碱和新赛林。

2.药理作用

本药的药理作用与氨茶碱相似,其扩张支气管的作用约为氨茶碱的 1/10,心脏兴奋作用仅为氨茶碱的 $1/20 \sim 1/10$,对心脏和神经系统的影响较小。

3.药动学

口服容易吸收,生物利用度为 72%,在体内代谢为茶碱的衍生物。口服 $19 \sim 28$ mg/kg 体重,1 小时后血浆中的浓度为 $19.3 \sim 36.3$ $\mu g/mL$。V_d 为 0.8 L/kg,半衰期为 $2 \sim 2.5$ 小时,以原形随尿排出。

4.适应证

用于支气管哮喘、具有喘息症状的支气管炎、慢性阻塞性肺疾病等缓解喘息症状。也用于心源性肺水肿引起的喘息。尤适用于不能耐受茶碱的哮喘病例。

5.用法用量

(1)口服:成人每次 0.1～0.2 g,每天 3 次;极量为每次 0.5 g。

(2)静脉滴注:每次 0.25～0.75 g,以 5％或 10％葡萄糖注射液 250～500 mL 稀释后静脉滴注,滴注时间为 1～2 小时。

(3)静脉注射:每次 0.5～0.75 g,用 25％葡萄糖注射液 20～40 mL 稀释后缓慢注射,注射时间为 15～20 分钟。

6.不良反应

类似于茶碱。剂量过大时可出现恶心、呕吐、易激动、失眠、心动过速和心律失常,可见发热、脱水和惊厥等症状,严重者甚至呼吸、心搏骤停。

7.禁忌证

同氨茶碱。

8.药物相互作用

(1)与拟交感胺类支气管扩张药合用会产生协同作用。

(2)与苯妥英钠、卡马西平、西咪替丁、咖啡因或其他黄嘌呤类药合用可增加本药的作用和毒性。

(3)克林霉素、林可霉素及某些大环内酯类、喹诺酮类抗菌药物可降低本药在肝脏的清除率,使血药浓度升高,甚至出现毒性反应。

(4)与普萘洛尔合用可降低本药的疗效。

(5)碳酸锂加速本药的清除,使本药的疗效降低;本药也可使锂的肾排泄增加,影响锂盐的作用。

9.注意事项

(1)大剂量可致中枢神经兴奋,预服镇静药可防止。

(2)哮喘急性严重发作的患者不首选本品。

(3)茶碱类药物可致心律失常和/或使原有的心律失常恶化,患者心率和/或心律的任何改变均应密切注意。

10.特殊人群用药

(1)本药可通过胎盘屏障,使胎儿的血清茶碱浓度升高至危险程度,须加以监测,孕妇慎用。可随乳汁排出,哺乳期妇女不宜使用。

(2)55 岁以上的患者慎用。

(3)新生儿用药后本药的血浆清除率可降低,血清浓度增加,应慎用。

(四)多索茶碱

1.别称

安赛玛,达复啉,凯宝川苧,枢维新,新茜平。

2.药理作用

本药对磷酸二酯酶有显著的抑制作用,其松弛支气管平滑肌痉挛的作用较氨茶碱强 10～15 倍,并具有镇咳作用,且作用时间长,无依赖性。本品为非腺苷受体拮抗剂,无类似于茶碱所致的中枢、胃肠道及心血管等肺外系统的不良反应,但大剂量给药仍可引起血压下降等。

3.药动学

口服吸收迅速,生物利用度为 62.6%。本药吸收后广泛分布于各脏器及体液中,以肺组织中含量最高。总蛋白结合率为 48%,在肝内代谢。口服和静脉给药的清除半衰期分别为 7.27 小时和 1.83 小时。

4.适应证

用于支气管哮喘、具有喘息症状的支气管炎及其他支气管痉挛引起的呼吸困难。

5.用法用量

(1)口服。①片剂:每次 200～400 mg,每天 2 次,餐前或餐后 3 小时服用;②胶囊:每次 300～400 mg,每天 2 次。

(2)静脉注射:每次 200 mg,每 12 小时 1 次,以 50% 葡萄糖注射液稀释至 40 mL 缓慢静脉注射,时间应在 20 分钟以上,5～10 天为 1 个疗程。

(3)静脉滴注:将本药 300 mg 加入 5% 葡萄糖注射液或生理盐水注射液 100 mL 中缓慢静脉滴注,滴注时间不少于 30 分钟,每天 1 次,5～10 天为 1 个疗程。

6.不良反应

少见心悸、窦性心动过速、上腹不适、食欲缺乏、恶心、呕吐、兴奋、失眠;如过量服用可出现严重心律失常、阵发性痉挛。

7.禁忌证

凡对本品或黄嘌呤衍生物类药物过敏者、急性心肌梗死患者及哺乳期妇女禁用。

8.药物相互作用

不得与其他黄嘌呤类药物同时使用;与麻黄碱或其他肾上腺素类药物同时使用需慎重。

9.注意事项

(1)下列情况慎用,如肝、肾功能不全,严重的心、肺功能异常者,甲状腺功能亢进症,活动性胃、十二指肠溃疡等症。

(2)本品的剂量要视个体的病情变化选择最佳剂量和用药方法,必要时监测血药浓度。

(3)服药期间不要饮用含咖啡因的饮料或食品。

10.特殊人群用药

(1)孕妇应慎用,哺乳期妇女禁用。

(2)老年患者对本药的清除率可能不同,用药时应监测血药浓度,应慎用。

(五)药物特征比较

1.药理作用比较

茶碱类药物因结构和剂型的不同,其药理作用特征各异,具体药物的药理作用特点详见表5-23。

表 5-2　茶碱类药物的药理作用比较

药理作用	茶碱	氨茶碱	二羟丙茶碱	多索茶碱	甘氨茶碱钠
松弛支气管滑肌	++	+++	++(氨茶碱的1/10)	++++ (氨茶碱的10~15倍)	+++
阻断腺苷	++	+	+	-	+
镇咳	-	-	-	+	-
改善呼吸功能	++	++	+	++	++
心脏兴奋、利尿	++	增加尿量、尿钠	心脏兴奋为氨茶碱的 1/20~1/10;利尿作用强	尿量轻度增加	++

注:+代表作用强度;-代表未有相应的药理作用

2.主要不良反应比较

茶碱类药物口服有一定的胃肠道刺激性;注射剂的碱性强,对血管有刺激性。该类药物的毒性反应常出现在血药浓度高于 $20\ \mu g/mL$ 时,早期多见恶心、呕吐、易激动和失眠等,甚至出现心动过速、心律失常;血药浓度高于 $40\ \mu g/mL$ 时可发生发热、失水和惊厥等症状,严重时甚至呼吸、心搏骤停致死。

(1)茶碱:胃灼热、恶心、呕吐、食欲缺乏和腹胀;心悸、心律失常;头痛、失眠;尿酸值增高。

(2)氨茶碱:恶心、呕吐和胃部不适;可见血性呕吐物或柏油样便;心律失常、心率加快;滴注过快可致一过性低血压;头痛、烦躁、易激动、失眠、肌肉颤动或癫痫。

（3）二羟丙茶碱：口干、恶心、呕吐、上腹疼痛、呕血、腹泻和食欲减退；心悸、心动过速、期前收缩、低血压、面部潮红和室性心律失常等，严重者可出现心力衰竭；头痛、烦躁、易激动、失眠和兴奋过度等，甚至导致阵挛性、全身性的癫痫发作；高血糖；尿蛋白、肉眼或镜下血尿、多尿症状。

（4）多索茶碱：食欲缺乏、恶心、呕吐、上腹部不适或疼痛；少数患者心悸、心动过速、期前收缩和呼吸急促；头痛、失眠和易怒；高血糖；尿蛋白。

（5）甘氨茶碱钠：恶心、呕吐；心动过速、心律失常；易激动、失眠。

二、β_2肾上腺素能受体激动剂

β_2受体激动剂是目前临床应用较广泛的支气管扩张剂，主要通过激动呼吸道的 β_2 受体，激活腺苷酸环化酶，使细胞内的环磷腺苷（cAMP）含量增加、游离 Ca^{2+} 减少，从而松弛支气管平滑肌，抑制炎性细胞释放变态反应介质，增强纤毛运动与黏液清除，降低血管通透性，而发挥平喘作用。主要用于支气管哮喘、喘息性支气管炎、慢性阻塞性肺疾病所致的支气管痉挛等症。

根据平喘作用起效时间的快慢，β_2受体激动剂可分为速效类和慢效类；按作用维持时间长短，可分为短效类（SABA）和长效类（LABA）。2012 年在我国上市的茚达特罗起效快，支气管舒张作用长达 24 小时。常用的 β_2 受体激动药按平喘作用的分类见表 5-3。

表 5-3　常用的 β_2 受体激动药按平喘作用的分类

起效速度	维持时间	
	短效	长效
速效	沙丁胺醇气雾剂 特布他林气雾剂 丙卡特罗气雾剂 菲诺特罗气雾剂	福莫特罗吸入机
慢效	沙丁胺醇片剂 特布他林片剂	沙美特罗吸入剂

（一）应用原则与注意事项

1.应用原则

（1）短效 β_2 受体激动药用于迅速缓解症状，为按需使用的基本药物；长效 β_2 受体激动药不宜单药使用，常与吸入性糖皮质激素联合应用治疗需要长期治疗的患者。

（2）口服制剂可用于不能采用吸入途径的患者,常用于儿童和老年人。

（3）本类药物注射给药会影响子宫肌层,也可能影响心脏,妊娠期患者如需大剂量使用 β_2 受体激动药,应采用吸入给药。

（4）应指导患者正确的吸入方法和气雾吸入的注意事项。

2.注意事项

（1）甲状腺功能亢进、心血管疾病、心律失常、心电图 Q-T 间期延长及高血压患者慎用 β_2 受体激动药。

（2）该类药物可引起严重的低钾血症。对于危重型哮喘,因同时应用茶碱和其衍生物、糖皮质激素、利尿药以及低氧均可使低钾血症更明显,因此应监测血钾浓度。

（3）糖尿病患者应用该类药物有酮症酸中毒的危险,需监测血糖。

(二)沙丁胺醇

1.别称

硫酸舒喘灵,阿布叔醇,爱纳乐,爱纳灵,喘宁碟。

2.药理作用

本药为选择性 β_2 受体激动剂,能选择性地激动支气管平滑肌的 β_2 受体,松弛平滑肌;有较强的支气管扩张作用,其支气管扩张作用比异丙肾上腺素强约10 倍。

3.药动学

口服的生物利用度为 30%,服后 15～30 分钟生效,2～4 小时作用达峰值,持续 6 小时以上,半衰期为 2.7～5 小时。气雾吸入的生物利用度为 10%,吸入后 1～5 分钟生效,1 小时作用达高峰,可持续 4～6 小时,维持时间亦为同等剂量的异丙肾上腺素的 3 倍。V_d 为 1 L/kg,大部分在肠壁和肝脏代谢,主要经肾排泄。

4.适应证

用于缓解支气管哮喘或喘息型支气管炎伴有支气管痉挛的病症。

5.用法用量

（1）气雾剂吸入:①成人缓解症状或运动及接触变应原之前每次 100～200 μg;长期治疗的最大剂量为每次 200 μg,每天 4 次;②儿童缓解症状或运动及接触变应原之前 10～15 分钟给药,每次 100～200 μg;长期治疗的最大剂量为每天 4 次,每次 200 μg。

（2）溶液：①成人每次 2.5 mg，用氯化钠注射液稀释到 2～2.5 mL，由驱动式喷雾器吸入；②12 岁以下儿童的最小起始剂量为每次 2.5 mg，用氯化钠注射液 1.5～2 mL 稀释后由驱动式喷雾器吸入。主要用来缓解急性发作症状。

（3）口服：成人每次 2～4 mg，每天 3 次。

（4）静脉滴注：每次 0.4 mg，用氯化钠注射液 100 mg 稀释后静脉滴注，每分钟 3～20 μg。

6. 不良反应

常见肌肉震颤；亦可见恶心、心率加快或心律失常；偶见头晕、头昏、头痛、目眩、口舌发干、烦躁、高血压、失眠、呕吐、面部潮红和低钾血症等。

7. 禁忌证

对本品及其他肾上腺素受体激动药过敏者禁用。

8. 药物相互作用

（1）与其他肾上腺素受体激动剂或茶碱类药物合用时其支气管扩张作用增强，但不良反应也可能加重。

（2）β 受体阻滞剂如普萘洛尔能拮抗本品的支气管扩张作用，故不宜合用。

（3）单胺氧化酶抑制剂、三环类抗抑郁药、抗组胺药和左甲状腺素等可增加本品的不良反应。

（4）与甲基多巴合用时可致严重的急性低血压反应。

（5）与洋地黄类药物合用可增加洋地黄诱发心动过速的危险性。

（6）在产科手术中与氟烷合用可加重宫缩无力，引起大出血。

9. 注意事项

（1）下列情况慎用，如高血压、冠状动脉供血不足、心血管功能不全、糖尿病、甲状腺功能亢进症和运动员等。

（2）不能过量使用。

（3）本品可能引起严重的低钾血症，进而可能使洋地黄化者造成心律失常。

（4）本品久用易产生耐受性，此时患者对肾上腺素等具有扩张支气管作用的药物也同样产生耐受性，使支气管痉挛不易缓解，哮喘加重。

（5）少数患者同时接受雾化沙丁胺醇及异丙托溴铵治疗时可能发生闭角型青光眼，故合用时不要让药液或雾化液进入眼中。

（6）肝、肾功能不全的患者需减量。

10. 特殊人群用药

（1）孕妇、哺乳期妇女慎用。

(2)老年人应慎用,使用时从小剂量开始逐渐加大剂量。

(三)特布他林

1.别称

博利康尼,布瑞平,喘康速,间羟叔丁肾上腺素,间羟嗽必妥。

2.药理作用

本药为选择性β_2受体激动剂,其支气管扩张作用与沙丁胺醇相近。对于哮喘患者,本品2.5 mg的平喘作用与25 mg麻黄碱相当。

3.药动学

口服的生物利用度为$15\%\pm6\%$,约30分钟出现平喘作用,有效血药浓度为$3 \mu g/mL$,血浆蛋白结合率为25%,2~4小时作用达高峰,持续4~7小时,V_d为$(1.4\pm0.4)L/kg$。气雾吸入5~30分钟生效,1~2小时后出现最大作用,持续3~6小时。皮下注射或气雾吸入后5~15分钟起效,0.5~1小时作用达高峰,作用维持1.5~4小时。

4.适应证

(1)用于支气管哮喘、慢性支气管炎、肺气肿和其他伴有支气管痉挛的肺部疾病。

(2)连续静脉滴注本品可激动子宫平滑肌的β_2受体,抑制自发性子宫收缩和缩宫素引起的子宫收缩,预防早产。同理亦可用于胎儿窒息。

5.用法用量

(1)口服:成人每次2.5~5 mg,每天3次,一天总量不超过15 mg。

(2)静脉注射:每次0.25 mg,如15~30分钟无明显的临床改善,可重复注射一次,但4小时内的总量不能超过0.5 mg。

(3)气雾吸入:成人每次0.25~0.5 mg,每天3~4次。

6.不良反应

主要为震颤、强直性痉挛、心悸等拟交感胺增多的表现。口服5 mg时,手指震颤的发生率可达20%~33%,故应以吸入给药为主,只在重症哮喘发作时才考虑静脉应用。

7.禁忌证

同沙丁胺醇。

8.药物相互作用

(1)与其他肾上腺素受体激动药合用可使疗效增加,但不良反应也增多。

（2）β受体阻滞剂如普萘洛尔、醋丁洛尔、阿替洛尔、美托洛尔等可拮抗本品的作用,使疗效降低,并可致严重的支气管痉挛。

（3）与茶碱类药物合用可增加松弛支气管平滑肌的作用,但心悸等不良反应也增加。

（4）单胺氧化酶抑制药、三环类抗抑郁药、抗组胺药、左甲状腺素等可增加本品的不良反应。

9.注意事项

（1）对其他肾上腺素受体激动药过敏者对本品也可能过敏。

（2）大剂量应用可使有癫痫病史的患者发生酮症酸中毒。

（3）长期应用可产生耐受性,使疗效降低。

（4）从小剂量逐渐加至治疗量常能减少不良反应。

（5）运动员慎用。

10.特殊人群用药

（1）本药可舒张子宫平滑肌,抑制孕妇的子宫收缩并影响分娩,对人或动物未见致畸作用,孕妇应慎用(尤其妊娠早期的妇女)。如在分娩时应用静脉制剂,可能引起母体一过性低血钾、低血糖、肺水肿及胎儿低血糖。哺乳期妇女慎用。

（2）儿童用药的安全性和有效性尚不明确。12岁以下的儿童不推荐使用本药的片剂和注射剂,5岁以下的儿童不宜使用本药的吸入气雾剂。

（四）福莫特罗

1.别称

安咳通、安通克、奥克斯都保、福莫待若和盼得馨。

2.药理作用

本药为长效 β_2 受体激动剂,对支气管的松弛作用较沙丁胺醇强且持久,尚具有明显的抗炎作用,可明显抑制抗原诱发的嗜酸性粒细胞聚集与浸润、血管通透性增高以及速发型与迟发型哮喘反应,对血小板激活因子(PAF)诱发的嗜酸性粒细胞聚集亦能抑制,这是其他选择性 β_2 受体激动剂所没有的。还能抑制人嗜碱性粒细胞与肺肥大细胞由过敏和非过敏因子介导的组胺释放。对吸入组胺引起的微血管渗漏与肺水肿也有明显的保护作用。

3.药动学

口服吸收迅速,0.5～1 小时血药浓度达峰值。口服 80 μg,4 小时后支气管扩张作用最强。吸入后约 2 分钟起效,2 小时达高峰,单剂量吸入后作用持续

12 小时左右。血浆蛋白结合率为 50%。通过葡萄糖醛酸化和氧位去甲基代谢后部分经尿排泄,部分经胆汁排泄,提示有肝肠循环。

4.适应证

用于慢性哮喘与慢性阻塞性肺疾病的维持治疗和预防发作。因其为长效制剂,特别适合哮喘夜间发作的患者和需要长期服用 β_2 受体激动剂的患者。

5.用法用量

吸入,成人的常用量为每次 $4.5\sim9\ \mu g$,每天 $1\sim2$ 次,早晨和晚间用药;或每次 $9\sim18\ \mu g$,每天 $1\sim2$ 次,每天的最高剂量为 $36\ \mu g$。哮喘夜间发作可于晚间给药 1 次。

6.不良反应

常见头痛、心悸和震颤;偶见烦躁不安、失眠、肌肉痉挛和心动过速;罕见皮疹、荨麻疹、房颤、室上性心动过速、期前收缩、支气管痉挛、低钾血症或高钾血症;个别病例有恶心、味觉异常、眩晕、心绞痛、心电图 Q-Tc 间期延长、变态反应、血压波动和血中的胰岛素、游离脂肪酸、血糖及尿酮体水平升高。

7.禁忌证

对本品过敏者禁用。

8.药物相互作用

(1)本品与肾上腺素、异丙肾上腺素合用易致心律不齐,甚至引起心脏骤停。

(2)本品与茶碱、氨茶碱、肾上腺皮质激素、利尿药(呋塞米、螺内酯等)合用,可能因低血钾而引起心律不齐。

(3)与洋地黄类药物合用可增加洋地黄诱发心律失常的危险性。

(4)与单胺氧化酶抑制药合用可增加室性心律失常的发生率,并可加重高血压。

(5)本品可增强泮库溴铵、维库溴铵的神经肌肉阻滞作用。

9.注意事项

(1)下列情况慎用,如甲状腺功能亢进症、嗜铬细胞瘤、梗阻性肥厚型心肌病、严重的高血压、颈内动脉-后交通动脉瘤或其他严重的心血管病(如心肌缺血、心动过速或严重的心力衰竭)、肝肾功能不全、严重的肝硬化、运动员。

(2)可能造成低钾血症。哮喘急性发作时及联合用药都可能增加血钾降低的作用,在上述情况下建议监测血钾浓度。

(3)本品能引起 Q-Tc 间期延长,因此伴有 Q-Tc 间期延长的患者及使用影响 Q-Tc 间期的药物治疗的患者应慎用。

(4)可影响血糖代谢,糖尿病患者用药初期应注意血糖的控制。

(5)本品可能引起气道痉挛,哮喘急性发作时的缺氧会增加此危险性。

10.特殊人群用药

(1)孕妇、哺乳期妇女慎用。

(2)新生儿和早产儿用药的安全性尚未确定,应谨慎使用。

(五)沙美特罗

1.别称

喘必灵,祺泰,强力安喘通,施立碟,施立稳。

2.药理作用

本药为新型的选择性长效 $β_2$ 受体激动剂。吸入本品 25 μg,其支气管扩张作用与吸入200 μg沙丁胺醇相当。尚有强大的抑制肺肥大细胞释放组胺、白三烯、前列腺素等变态反应介质的作用,可抑制吸入抗原诱发的早期和迟发相反应,降低气道高反应性。

3.药动学

单次吸入本品 50 μg 或 400 μg 后,5～15 分钟达血药峰浓度。用药后 10～20 分钟出现支气管扩张作用,持续 12 小时。本品与人体血浆的体外蛋白结合率为 96%。在体内经羟化作用而广泛代谢,并以代谢产物的形式随粪便和尿液排出体外。

4.适应证

用于支气管哮喘,包括夜间哮喘和运动引起的支气管痉挛的防治;与吸入性糖皮质激素合用,用于可逆性阻塞性气道疾病,包括哮喘、慢性阻塞性肺疾病。

5.用法用量

(1)粉雾剂胶囊:粉雾吸入,成人每次 50 μg,每天 2 次;儿童每次 25 μg,每天 2 次。

(2)气雾剂:气雾吸入,剂量和用法同粉雾吸入。

6.不良反应

可见震颤、心悸及头痛等;偶见心律失常、肌痛、肌肉痉挛、水肿、血管神经性水肿;罕见口咽部刺激。

7.禁忌证

对本品过敏者、对牛奶过敏的患者禁用。

8.药物相互作用

(1)本药与茶碱类等支气管扩张药合用可产生协同作用,合用时应注意调整剂量。

（2）与短效β肾上腺素受体激动药（如沙丁胺醇）合用时可使 FEV_1 得到改善，且不增加心血管不良反应的发生率。

（3）与黄嘌呤衍生物、激素和利尿药合用可加重血钾降低。

（4）不宜与单胺氧化酶抑制药合用，因可增加心悸、激动或躁狂发生的危险性。

（5）不宜与三环类抗抑郁药合用，因可能增强心血管的兴奋性，三环类抗抑郁药停药 2 周后方可使用本药。

（6）与保钾利尿药合用，尤其本药超剂量时，可使患者的心电图异常或低血钾加重，合用时须慎重。

9.注意事项

（1）下列情况慎用，如肺结核、甲状腺功能亢进症、对拟交感胺类有异常反应、有低钾血症倾向、已患有心血管疾病及有糖尿病病史。

（2）本品不适用于缓解急性哮喘发作。

（3）治疗可逆性阻塞性气道疾病应常规遵循阶梯方案，并应通过观察临床症状及测定肺功能来监测患者对治疗的反应。为避免哮喘急性加重的风险，不可突然中断使用本品治疗。

10.特殊人群用药

（1）孕妇、哺乳期妇女慎用。

（2）3 岁以下小儿服用的安全性尚未确立，应慎用。

（六）班布特罗

1.别称
邦尼、帮备、贝合健、汇杰和立可菲。

2.药理作用

本药为新型的选择性长效 $β_2$ 受体激动剂，为特步他林的前体药物，亲脂性强，与肺组织有很高的亲和力，产生扩张支气管、抑制内源性变态反应介质释放、减轻水肿及腺体分泌，从而降低气道高反应性、改善肺及支气管通气功能的作用。

3.药动学

口服后 20% 的药物经胃肠道吸收，生物利用度约 10%，2～6 小时达血药浓度峰值，作用可持续 24 小时，给药 4～5 天后达稳态血药浓度。本药的血浆半衰期约为 13 小时,特布他林的血浆半衰期约为 17 小时。原药及其代谢物(包括特布他林)主要经肾脏排出。

4.适应证

用于支气管哮喘、慢性喘息性支气管炎、慢性阻塞性肺疾病和其他伴有支气管痉挛的肺部疾病。

5.用法用量

(1)口服:成人的起始剂量为每次 10 mg,每天 1 次,睡前服用。根据临床疗效,1～2 周后剂量可调整为每次 20 mg,每天 1 次。肾功能不全患者(肾小球滤过率≤50 mL/min)的起始剂量为每次 5 mg,每天 1 次。

(2)儿童:2～5 岁每次 5 mg,每天 1 次;2～12 岁每天的最高剂量不超过 10 mg。

6.不良反应

肌肉震颤、头痛、心悸和心动过速等;偶见强直性肌肉痉挛。

7.禁忌证

(1)对本品、特布他林及拟交感胺类药物过敏者禁用。

(2)肥厚型心肌病患者禁用。

8.药物相互作用

(1)本药可能延长琥珀胆碱对肌肉的松弛作用,并具有剂量依赖性,但可恢复。

(2)单胺氧化酶抑制药、三环类抗抑郁药、抗组胺药、左甲状腺素等可能增加本药的不良反应。

(3)与皮质激素、利尿药合用可加重血钾降低的程度。

(4)与其他拟交感胺类药合用作用加强,毒性增加。

(5)与其他支气管扩张药合用时可增加不良反应。

(6)β 肾上腺素受体拮抗药(醋丁洛尔、阿替洛尔、拉贝洛尔、美托洛尔、纳多洛尔、吲哚洛尔、普萘洛尔、噻吗洛尔)能拮抗本药的作用,使其疗效降低。

(7)β_2 肾上腺素受体激动药会增加血糖浓度,从而降低降血糖药物的作用,因此患有糖尿病者服用本药时应调整降血糖药物的剂量。

(8)本药能减弱胍乙啶的降血压作用。

9.注意事项

(1)严重的肾功能不全患者本品的起始剂量应减少。

(2)肝硬化、严重的肝功能不全患者应个体化给予一天剂量。

(3)甲状腺功能亢进症、糖尿病及心脏病患者慎用。

10.特殊人群用药

(1)孕妇、哺乳期妇女慎用。

(2)2 岁以下儿童的剂量尚未确定。

(3)有肝、肾及心功能不全的老年患者慎用。

(七)丙卡特罗

1.别称

川迪,曼普特,美喘清,美普清,普鲁卡地鲁。

2.药理作用

本药为选择性 β_2 受体激动剂,对支气管的 β_2 受体有较高的选择性,其支气管扩张作用强而持久。尚具有较强的抗过敏作用,不仅可抑制速发型的气道阻力增加,而且可抑制迟发型的气道反应性增高。本品尚可促进呼吸道纤毛运动。

3.药动学

口服可迅速由胃肠道吸收,呈二房室分布,5 分钟内开始起效,1~2 小时后在血浆、组织及主要器官中能达到最高浓度。α 相半衰期为 3.0 小时,β 半衰期为 8.4 小时,作用可持续 6~8 小时。主要在肝脏及小肠中代谢为葡萄糖醛酸化合物,由尿液及粪便排泄。

4.适应证

适用于支气管哮喘、喘息性支气管炎、伴有支气管反应性增高的急性支气管炎、慢性阻塞性肺疾病。

5.用法用量

口服,成人于每晚睡前 1 次服 50 μg;或每次 25~50 μg,早、晚(睡前)各服 1 次。

6.不良反应

偶见口干、鼻塞、倦怠、恶心、胃部不适、肌颤、头痛、眩晕或耳鸣;亦见皮疹、心律失常、心悸、面部潮红等。

7.禁忌证

同沙丁胺醇。

8.药物相互作用

(1)与其他肾上腺素受体激动剂及茶碱类合用可引起心律失常,甚至心脏骤停。

（2）与茶碱类及抗胆碱能支气管扩张药合用时其支气管扩张作用增强,但可能产生降低血钾作用,并因此影响心率。

9.注意事项

（1）下列情况慎用,如甲状腺功能亢进症、高血压、心脏病和糖尿病。

（2）本品有抗过敏作用,故评估其他药物的皮试反应时,应考虑本品对皮试的影响。

10.特殊人群用药

（1）孕妇及哺乳期妇女用药的安全性尚不明确,应慎用。

（2）儿童用药的安全性尚不明确,应慎用。

（八）药物特征比较

1.给药途径、作用时间比较

上述 β_2 受体激动剂因结构、剂型和给药方式不同,所以起效时间和维持时间也不相同。具体药物的给药途径和作用时间详见表 5-4。

表 5-4　常用的 β_2 受体激动剂比较

| 分类 | 药物名称 | 给药途径 | 作用时间 | | 孕妇、哺乳期用药妊娠分级 | 注释 |
			起效	维持		
短效类	沙丁胺醇	吸入	5 分钟	4～6 小时	孕妇、哺乳期慎用（C 级）	心脏兴奋作用是异丙肾上腺素的 1/10
		口服	30 分钟	6 小时		
	特布他林	吸入	5～30 分钟	3～6 小时	孕妇、哺乳期慎用（B 级）	心脏兴奋作用是异丙肾上腺素的 1/10
		口服	1～2 小时	4～8 小时		
	丙卡特罗	吸入	5 分钟	6～8 小时	孕妇、哺乳期慎用（尚不明确）	对 β_2 受体有高度的选择性,严禁与儿茶酚胺何用。
		口服	5 分钟	6～8 小时		
长效类	福莫特罗	吸入	3～5 分钟	8～12 小时	孕妇、哺乳期慎用（C 级）	浓度依赖型 起效快,可按需用于急性症状
		口服	30 分钟	12 小时		
	沙美特罗（慢效）	吸入	30 分钟	12 小时	孕妇、哺乳期使用尚不明确（C 级）	非浓度依赖型 与 SABA 合用可改善 FEV_1,且不增加心血管不良事件的发生率
		口服	—	24 小时		
	班布特罗				孕妇慎用（B 级）	为特布他林的前体

2.主要不良反应比较

β_2 受体激动剂的主要不良反应包括震颤尤其是手震颤、神经紧张、头痛、肌肉痉挛和心悸、心律失常、外周血管扩张及低血钾等。吸入剂型用药后可能出现支气管异常痉挛。

（1）沙丁胺醇：心率加快、心律失常；肌肉震颤；头晕、头痛、失眠和面部潮红；低血钾；恶心、呕吐。

（2）特布他林：心动过速、心悸；震颤；头痛、强直性痉挛、睡眠失调、行为失调；恶心、胃肠道障碍、皮疹、荨麻疹。

（3）福莫特罗：心悸、心动过速；震颤、肌肉痉挛；头痛、失眠、烦躁不安；低血钾或高血钾、血糖升高；恶心、味觉异常、皮疹、荨麻疹。

（4）丙卡特罗：心律失常、心悸；肌颤；倦怠、头痛、眩晕、耳鸣、面部潮红；恶心、胃部不适、口干、皮疹。

（5）沙美特罗：心悸，偶见心律失常；震颤、偶见肌肉痉挛、肌痛；头痛；罕见高血糖；皮疹。

（6）班布特罗：心悸、心动过速；肌肉震颤、肌肉痉挛；头痛。

三、抗胆碱能药物

用于平喘的抗胆碱药是指选择性阻断胆碱能 M 受体而缓解气道平滑肌痉挛的药物。该类药物主要拮抗气道平滑肌 M 受体，抑制细胞内 cGMP 的转化和提高 cAMP 的活性来降低细胞内的钙离子浓度，抑制肥大细胞的活性，从而松弛气道平滑肌引起的支气管扩张。同时通过抑制迷走神经兴奋，使气道黏液的分泌减少。主要用于支气管哮喘、慢性阻塞性肺疾病。

（一）应用原则与注意事项

1.应用原则

（1）抗胆碱药起效较慢且能引起支气管痉挛，故不推荐用于急性支气管痉挛的初始治疗和急救治疗。

（2）该类药物的平喘强度和起效速度均不如 β_2 受体激动剂，但作用较为持久，且不易产生耐药性，对有吸烟史的老年哮喘患者较为适宜。

2.注意事项

（1）既往对本类药物过敏者禁用。

（2）有闭角型青光眼倾向、前列腺增生、膀胱颈梗阻的患者及孕妇、哺乳期妇女慎用。

（3）吸入给药时需注意保护，防止雾化液或药物粉末接触患者的眼睛。

（4）抗胆碱药与沙丁胺醇（或其他 β_2 受体激动剂）雾化溶液合用易发生急性

闭角型青光眼。

(二)异丙托溴铵

1.别称

爱喘乐,爱全乐,溴化异丙阿托品,溴化异丙基阿托品,溴化异丙托品。

2.药理作用

本药是对支气管平滑肌 M 受体有较高选择性的强效抗胆碱药,松弛支气管平滑肌的作用较强,对呼吸道腺体和心血管系统的作用较弱,其扩张支气管的剂量仅及抑制腺体分泌和加快心率剂量的 $1/20\sim1/10$。

3.药动学

口服不易吸收。气雾吸入后作用于气道局部,因此支气管扩张的时间曲线与全身药动学并不完全一致。吸入后起效时间为 $5\sim15$ 分钟,持续 $4\sim6$ 小时。在肝内代谢作用的持续时间为 $3\sim4$ 小时,由粪便排泄。

4.适应证

用于慢性阻塞性肺疾病相关的支气管痉挛,包括慢性支气管炎、肺气肿哮喘等,可缓解喘息症状。

5.用法用量

(1)溶液:吸入,成人(包括老年人)和 12 岁以上的青少年每次 1 个单剂量小瓶($500\ \mu g$),每天 $3\sim4$ 次,急性发作的患者病情稳定前可重复给药。单剂量小瓶中每 1 mL 雾化吸入液可用氯化钠注射液稀释至终体积 $2\sim4$ mL。

(2)气雾剂:吸入,成人及学龄儿童的推荐剂量为每次 $40\sim80\ \mu g$,每天 $3\sim4$ 次。

6.不良反应

常见头痛、恶心和口干;少见心动过速、心悸、眼部调节障碍、胃肠动力障碍和尿潴留等抗胆碱能不良反应;可能引起咳嗽、局部刺激;罕见吸入刺激产生的支气管痉挛,变态反应如皮疹、舌、唇和面部血管性水肿、荨麻疹、喉头水肿。

7.禁忌证

(1)对阿托品及其衍生物过敏患者禁用。

(2)对本品过敏者禁用。

8.药物相互作用

(1)与沙丁胺醇、非诺特罗、茶碱、色甘酸钠等合用可互相增强疗效。

(2)金刚烷胺、吩噻嗪类抗精神病药、三环类抗抑郁药、单胺氧化酶抑制药及抗组胺药可增强本品的作用。

9.注意事项

(1)使用本品后可能会立即发生变态反应。

(2)应避免使眼睛接触到本品,如果在使用本品时不慎污染到眼睛,引起眼睛疼痛或不适、视物模糊等闭角型青光眼的征象,应首先使用缩瞳药并立即就医。

(3)患有囊性纤维化的患者可能会引起胃肠道蠕动的紊乱。

(4)有尿路梗阻的患者使用时发生尿潴留的危险性增高。

10.特殊人群用药

孕妇、哺乳期妇女及儿童慎用。

(三)噻托溴铵

1.别称

思力华,天晴速乐。

2.药理作用

本药为新型的长效抗胆碱类药物,对 5 种胆碱受体($M_1 \sim M_5$)具有相似的亲和力,通过与平滑肌的 M_3 受体结合而产生扩张支气管平滑肌的作用。支气管扩张作用呈剂量依赖性,并可持续 24 小时以上。

3.药动学

吸入后 30 分钟起效,持续时间至少为 24 小时。年轻健康志愿者对本品的绝对生物利用度为 19.5%,吸入 5 分钟后达血药峰浓度,药物的血浆蛋白结合率达 72%,V_d 为 32 L/kg。吸入给药时,仅 14% 的药物经肾排泄。

4.适应证

用于慢性阻塞性肺疾病的维持治疗,包括慢性支气管炎和肺气肿、伴随性呼吸困难的维持治疗及急性发作的预防。

5.用法用量

吸入,每次 18 μg,每天 1 次。

6.不良反应

常见口干、便秘、念珠菌感染、鼻窦炎、咽炎;少见全身变态反应、心动过速、房颤、心悸、排尿困难、尿潴留;可发生恶心、声音嘶哑、头晕、血管性水肿、皮疹、荨麻疹、皮肤瘙痒;因吸入刺激导致的支气管痉挛,还可能有视力模糊、青光眼。

7.禁忌证

对噻托溴铵、阿托品或其衍生物过敏的患者禁用。

8.药物相互作用

不推荐本品与其他抗胆碱药物合用。

9.注意事项

(1)使用本品后有可能立即发生变态反应。

(2)下列情况慎用,如闭角型青光眼,前列腺增生,膀胱颈梗阻,中、重度肾功能不全,18岁以下的患者。

(3)中到重度肾功能不全的患者(肌酐清除率≤50 mL/min)应对噻托溴铵的应用予以密切监控。

(4)如药粉误入眼内可能引起或加重闭角型青光眼的症状,应立即停用并就医。

10.特殊人群用药

(1)孕妇、哺乳期妇女慎用。

(2)老年患者对本品的肾清除率下降,但未见COPD患者的血药浓度随年龄增加而出现显著改变。

(3)尚无儿科患者应用该药的经验,<18岁的患者不推荐使用。

(四)药物特征比较

1.药理作用比较

异丙托溴铵对各类受体的亲和力无选择性,新一代长效抗胆碱药噻托溴铵对 M_1、M_3 受体的选择性更高、半衰期长。两种抗胆碱药的作用比较见表5-5。

表5-5　两种抗胆碱药的作用比较

药物	M受体选择性	扩张支气管	抑制腺体分泌	加快心率
异丙托溴铵	无	++(支气管扩张作用为抑制腺体分泌,增加心率作用的20倍)	+	+
噻托溴铵	M_3、M_1	+++(平喘作用强于异丙托溴铵)	—	—

2.不良反应比较

抗胆碱药治疗哮喘主要采用吸入给药,本类药物对支气管的扩张作用虽不如受体激动药,起效也较慢,但不良反应轻且不易产生耐药性。

(1)异丙托溴铵:常见头痛,少见眼部调节障碍;常见恶心、口干,少见胃肠动力障碍;少见心动过速、心悸;少见血管性水肿、荨麻疹、喉头水肿和变态反应;少见尿潴留;罕见吸入刺激产生的支气管痉挛;少见眼部调节障碍。

(2)噻托溴铵:少见头晕、头痛、味觉异常,罕见失眠;常见口干,少见口腔炎、胃食管反流性疾病、便秘、恶心,罕见肠梗阻包括麻痹性肠梗阻、牙龈炎、舌炎、口咽部念珠菌病、吞咽困难;少见房颤,罕见室上性心动过速、心动过速、心悸;少见皮疹,罕见荨麻疹、瘙痒过敏(包括速发型变态反应);少见排尿困难、尿潴留,罕见尿路感染;少见咽炎、发声困难、咳嗽、支气管痉挛、鼻出血,罕见喉炎、鼻窦炎;少见视物模糊,罕见青光眼、眼压增高。

四、吸入性糖皮质激素

吸入性糖皮质激素(inhaled corticosteroid,ICS)是防治各种类型的中-重度慢性哮喘的首选药物,具有局部药物(肺内沉积)浓度高、气道内药物活性大、疗效好和全身性不良反应少等特点。可以减轻患者的症状,提高最大呼气流量和呼吸量,降低气道高反应性,防止哮喘恶化,改善患者的生活质量。近年来认为ICS 联合长效 β_2 激动剂(LABA)即 ICS/LABA 联合治疗有更好的疗效,并可避免单用 ICS 时因增加剂量而出现的不良反应。但须注意 ICS 在哮喘急性发作时不能立即奏效,故不能用于急性发作。

ICS 的不良反应常见为局部反应,包括反射性咳嗽、支气管痉挛、喉部刺激、口咽部念珠菌病、声嘶等,通常是暂时的、不严重的。在推荐剂量范围内,ICS 很少发生全身性不良反应。长期大剂量使用时可能引起全身反应,如骨密度降低、白内障、肾上腺抑制、糖代谢异常、易擦伤等。

(一)应用原则与注意事项

1.应用原则

(1)吸入性糖皮质激素为控制呼吸道炎症的预防性用药,起效缓慢且须连续和规律地应用2 天以上方能发挥作用。

(2)对哮喘急性发作和支气管平滑肌痉挛者宜合并应用 β_2 受体激动剂,以尽快松弛支气管平滑肌。

(3)应当依据哮喘的严重程度给予适当剂量,分为起始和维持剂量。当严重哮喘或哮喘持续发作时,可考虑给予全身性激素治疗,待缓解后改为维持量或转为吸入给药。

2.注意事项

(1)掌握正确的吸入方法:掌握正确的吸入方法和技术是决定吸入糖皮质激素是否取得良好疗效和有无有不良反应的关键因素。需长期吸入用药以维持巩固病情者,为预防口咽部白念珠菌感染,应于每次吸入后用清水漱口。

(2)治疗时剂量应个体化,依据患者或儿童的原治疗情况调整剂量。

(3)关注不适宜人群:吸入性糖皮质激素禁用于对类固醇激素或其制剂辅料过敏的患者。对乳蛋白严重过敏者禁用氟替卡松干粉剂。患有活动性肺结核及肺部真菌、病毒感染者,以及儿童、孕妇慎用。

(二)倍氯米松

1.别称

必可酮,安德心,贝可乐,倍可松。

2.药理作用

本药是局部应用的强效肾上腺糖皮质激素。因其亲脂性强,气雾吸入后可迅速透过呼吸道和肺组织而发挥平喘作用。其局部抗炎、抗过敏疗效是泼尼松的 75 倍,是氢化可的松的 300 倍。

3.药动学

以气雾吸入的方式给药后,生物利用度为 10%～20%,具有较高的清除率,较口服用药的糖皮质激素类高 3～5 倍,故全身性不良反应小。V_d 为 0.3 L/kg。半衰期为 3 小时,肝脏疾病时可延长。其代谢产物的 70% 经胆汁、10%～15% 经尿排泄。

4.适应证

用于慢性支气管哮喘。

5.用法用量

(1)成人及 12 岁以上的儿童:吸入。轻微哮喘,每天 200～400 μg 或以上,分 2～4 次用药;中度哮喘,每天 600～1 200 μg,分 2～4 次用药;严重哮喘,每天 1 000～2 000 μg,分 2～4 次用药。

(2)5～12 岁的儿童:吸入。每天 200～1 000 μg;4 岁以下的儿童每天总剂量为 100～400 μg,分次用药。

6.不良反应

常见口腔及喉部念珠菌病、声嘶、喉部刺激。

7.禁忌证

对本品过敏或本品中的其他附加成分过敏者禁用。

8.药物相互作用

(1)胰岛素与本药有拮抗作用,糖尿病患者应注意调整本药的剂量。

(2)本药可能影响甲状腺对碘的摄取、清除和转化。

9.注意事项

(1)下列情况慎用,如患有活动期和静止期的肺结核。

（2）对于长期使用糖皮质激素的儿童和青少年，应密切随访其生长状况。

（3）从口服糖皮质激素转为吸入糖皮质激素时，在很长时间内肾上腺储备功能受损的风险仍然存在，应定期监测肾上腺皮质功能。

（4）对可逆性阻塞性气道疾病（包括哮喘）的处理应常规遵循阶梯方案，并应由临床症状及通过肺功能测定监测患者的反应。

（5）本品不适用于患有重度哮喘的患者；不用于哮喘的初始治疗；应个体化用药。

（6）不可突然中断治疗。

（7）每次用药后用水漱口。

10.特殊人群用药

孕妇、哺乳期妇女慎用。

（三）布地奈德

1.别称

雷诺考特，普米克，普米克都保，普米克令舒，布德松。

2.药理作用

本药是局部应用的不含卤素的肾上腺糖皮质激素类药物，局部抗炎作用强，约为丙酸倍氯米松的2倍、氢化可的松的600倍。

3.药动学

气雾吸入给药后，10%～15%在肺部吸收，生物利用度约为26%；粉雾吸入给药后，全身的生物利用度约为38%，血浆蛋白结合率为85%～90%，V_d为3 L/kg。吸入本药500 μg后，32%的药物经肾排出，15%经粪便排出。吸入给药的半衰期成人为2～3小时，儿童为1.5小时。

4.适应证

支气管哮喘，主要用于慢性持续期支气管哮喘；也可在重度慢性阻塞性肺疾病中使用。

5.用法用量

按个体化给药。在严重哮喘和停用或减量使用口服糖皮质激素的患者，开始使用气雾剂的剂量为成人每天200～1 600 μg，分2～4次使用（较轻的患者每天200～800 μg，较严重者则是每天800～1 600 μg）；一般一次200 μg，早、晚各1次；病情严重时每次200 μg，每天4次。儿童2～7岁每天200～400 μg，分2～4次使用；7岁以上每天200～800 μg，分2～4次使用。

鼻喷吸入用于鼻炎，每天256 μg，可于早晨一次喷入（每侧鼻腔128 μg）或早、晚分 2 次喷入,奏效后减至最低剂量。

6. 不良反应

同其他吸入性糖皮质激素。本品可产生局部和全身性不良反应,但由于本品在体内代谢灭活快、清除率高,故其全身性不良反应比二丙酸倍氯米松轻。

7. 禁忌证

对本品过敏者禁用。

8. 药物相互作用

酮康唑能提高本药的血药浓度,其作用机制可能是抑制了细胞色素 P4503A4 介导的布地奈德的代谢。

9. 注意事项

(1)鼻炎、湿疹等过敏性疾病可使用抗组胺药及局部制剂进行治疗。

(2)肺结核、鼻部真菌感染和疱疹患者慎用。

(3)长期接受吸入治疗的儿童应定期测量身高。

(4)由口服糖皮质激素转为吸入布地奈德或长期高剂量治疗的患者应特别小心,可能在一段时间内处于肾上腺皮质功能不全的状况中,建议进行血液学和肾上腺皮质功能的监测。

(5)在哮喘加重或严重发作期间,或在应激择期手术期间应给予全身性糖皮质激素。

(6)应避免合用酮康唑、伊曲康唑或其他强 CYP3A4 抑制剂。若必须合用上述药物,则用药间隔时间应尽可能长。

10. 特殊人群用药

(1)孕妇、哺乳期妇女慎用;本药可进入乳汁中,哺乳期妇女应避免使用,必须使用时应停止哺乳。

(2)2 岁以下儿童用药的安全性和有效性尚不明确,应避免使用。

(四)氟替卡松

1. 别称

辅舒碟,辅舒良,辅舒良滴顺,丙酸氟替卡松,氟替卡松丙酸酯。

2. 药理作用

本药为局部用强效肾上腺糖皮质激素药物。脂溶性高,易于穿透细胞膜与细胞内的糖皮质激素受体结合,与受体具有高度亲和力。在呼吸道内浓度和存留的时间较长,故其局部抗炎活性更强。

3.药动学

吸入后 30 分钟作用达高峰,起效较布地奈德快 60 分钟。口服的生物利用度仅为 21％,肝清除率亦高,吸收后大部分经肝脏首关效应转化为无活性的代谢物,消除半衰期为 3.1 小时。

4.适应证

(1)用于支气管哮喘的预防性治疗,主要用于慢性持续期支气管哮喘。

(2)用于重度慢性阻塞性肺疾病。

5.用法用量

(1)成人及 16 岁以上的儿童:吸入给药,每次 100～1 000 μg,每天 2 次;一般每次 250 μg,每天 2 次。初始剂量:①轻度哮喘,每次 100～250 μg,每天 2 次;②中度哮喘,每次 250～500 μg,每天 2 次;③重度哮喘,每次 500～1 000 μg,每天 2 次。

(2)4 岁以上的儿童:吸入给药,每次 50～100 μg,每天 2 次。

6.不良反应

其局部不良反应与其他糖皮质激素相同。

7.禁忌证

对本品过敏者禁用。

8.药物相互作用

强效细胞色素 P4503A4 酶抑制药(如酮康唑、利托那韦等)可抑制本药代谢,使其生物利用度及血药浓度增加,从而增加本药导致全身性不良反应的危险性,如库欣综合征或反馈性 HPA 轴抑制。

9.注意事项

(1)活动期或静止期肺结核患者、有糖尿病病史的患者慎用。

(2)其他同倍氯米松。

10.特殊人群用药

(1)尚缺乏妊娠期间应用本药的安全性资料,孕妇用药应权衡利弊。哺乳期妇女应权衡利弊后用药。

(2)老年人长期大剂量使用易引起骨质疏松,甚至骨质疏松性骨折。

(3)儿童用药可导致生长延迟、体重增长减缓及颅内压增高等。此外,儿童的体表面积与体重之比较大,局部用药发生反馈性下丘脑-垂体-肾上腺轴(HPA轴)抑制的危险性更大。因此儿童应谨慎用药,应尽可能采用最低的有效治疗剂量并避免长期持续使用(连续用药 4 周以上的安全性和有效性尚不明确)。

（五）药物特征比较

1.剂量比较

见表 5-6。

表 5-6　科常用 ICS 的每天剂量(μg)

药物	低剂量	中剂量	高剂量
二丙酸倍氯米松	200～500	500～1 000	＞1 000
布地奈德	200～400	400～800	＞800
丙酸氟替卡松	100～250	250～500	＞500
环索奈德	80～160	160～320	＞320

2.药理作用比较

见表 5-7。

表 5-7　ICS 的药理作用比较

	布地奈德	二丙酸倍氯米松	氟替米松
与 GCR 结合 *	9.4	0.4	18
水溶性(μg/mL)	14	0.1	0.04
气道黏液浓度	最高	略高	低
与黏膜结合	最高	略高	低
肺部沉积率	最高	低	略高
抗炎作用 *	980	600	1 200
生物利用度	6％～10％	20％	＜10％
肝清除率	1.4 L/min	较慢	0.9 L/min

* 以地塞米松为 1

3.不良反应比较

见表 5-8。

表 5-8　常用 ICS 的不良反应发生率(％)

不良反应	倍氯米松 MDI *	布地奈德 DPI	氟替卡松 MDI *	莫米松 DPI	曲安奈德 MDI	氟替卡松/沙美特罗 MDI * 和 DPI
发声困难	＜1	1～6	2～6	1～3	1～3	2～5
咳嗽	—	5	4～6	—	—	3～6
念珠菌病	—	2～4	2～5	4～6	2～4	4～10
上呼吸道感染	3～17	19～24	16～18	8～15	—	10～27

不良反应	倍氯米松 MDI *	布地奈德 DPI	氟替卡松 MDI *	莫米松 DPI	曲安奈德 MDI	氟替卡松/沙美特罗 MDI * 和 DPI
胃肠道反应	<1	1～4	1～3	1～5	2～5	1～7
头痛	8～17	13～14	5～11	17～22	7～21	12～20

* 指以 HFA(氢氟化物)为抛射剂;MDI:定量吸入气雾剂;DPI:干粉吸入剂

五、抗过敏平喘药

本类药物包括变态反应介质阻释剂色甘酸钠、酮替芬和白三烯受体拮抗剂扎鲁司特、孟鲁司特等。变态反应介质阻释剂通过稳定肺组织的肥大细胞膜,抑制变态反应介质释放,对多种炎性细胞亦有抑制作用。白三烯受体拮抗剂通过阻断半胱氨酰白三烯的合成或拮抗其与受体的作用发挥平喘作用。其平喘作用起效较慢,不宜用于哮喘急性发作期的治疗,临床上主要用于预防哮喘的发作。

(一)应用原则与注意事项

(1)该类药物主要用于预防性治疗,在哮喘急性发作时无效。

(2)白三烯受体拮抗药起效慢,作用较弱于色甘酸钠,仅用于轻、中度哮喘和稳定期的控制,或合并应用以减少糖皮质激素和 β_2 受体激动剂的剂量。

(3)白三烯受体拮抗药在治疗哮喘上不宜单独应用,对 12 岁以下的儿童、孕妇及哺乳期妇女应权衡利弊后应用。

(二)色甘酸钠

1.别称

咳乐钠,宁敏,色甘酸,色甘酸二钠,咽泰。

2.药理作用

本品无松弛支气管平滑肌的作用和 β 受体激动作用,亦无直接拮抗组胺、白三烯等过敏介质的作用和抗炎症作用,但在抗原攻击前给药可预防速发型和迟发型过敏性哮喘。亦可预防运动和其他刺激诱发的哮喘。

3.药动学

口服极少吸收。干粉喷雾吸入时其生物利用度约为 10%,吸入后 10～20 分钟即达血药峰浓度(正常人为 14～91 ng/mL,哮喘患者为 1～36 ng/mL),血浆蛋白结合率为 60%～75%,V_d 为 0.13 L/kg,血浆半衰期为 1～1.5 小时,经胆汁和尿排泄。

4.适应证

(1)用于预防支气管哮喘发作,对轻度哮喘可能有治疗作用。

(2)可用于过敏性鼻炎、季节性花粉症、春季角膜炎、结膜炎、过敏性湿疹及某些皮肤瘙痒症。

(3)可用于溃疡性结肠炎和直肠炎。

5.用法和用量

(1)干粉吸入:每次 20 mg,每天 4 次;症状减轻后每天 40～60 mg;维持量为一天 20 mg。

(2)气雾吸入:每次 3.5～7 mg,每天 3～4 次,每天最大剂量为 32 mg。

6.不良反应

鼻刺痛、烧灼感、喷嚏、头痛、嗅觉改变、一过性支气管痉挛;罕见鼻出血、皮疹等。

7.禁忌证

对本品过敏者禁用。

8.药物相互作用

(1)与异丙肾上腺素合用可提高疗效。

(2)与糖皮质激素合用可增强治疗支气管哮喘的疗效。

(3)与氨茶碱合用可减少茶碱的用量,并提高平喘疗效。

9.注意事项

(1)掌握正确的用药方法。无论气雾吸入、粉雾吸入或局部喷布,务必使药物尽量到达病变组织,喷布时间必须与患者的呼吸协调一致。

(2)本品极易潮解,应注意防潮。

(3)不要中途突然停药,以免引起哮喘复发。

(4)本品并非直接舒张支气管而属预防性作用,故应在哮喘易发季节前 1～3 周用药。

(5)吸入色甘酸钠可能引起支气管痉挛,可提前数分钟吸入选择性 β_2 受体激动剂。

(6)肝、肾功能不全者慎用。

10.特殊人群用药

孕妇及哺乳期妇女慎用。

(三)酮替芬

1.别称

贝卡明,喘者定,敏喘停,噻苯酮,噻喘酮。

2.药理作用

本药为强效抗组胺和过敏介质阻释剂。本品的抗组胺作用较长而抗过敏作用的持续时间较短,以上两种作用各自独立。

3.药动学

口服后吸收迅速而完全,3～4 小时达血药浓度峰值。当血药浓度达到 $100～200\ \mu g/mL$ 时,本药 75% 与血浆蛋白结合。半衰期约 1 小时。一部分经肝脏代谢,60% 经尿排泄,其余经粪便、汗液排泄。

4.适应证

(1)用于支气管哮喘,对过敏性、感染性和混合性哮喘都有预防发作的效果。

(2)喘息性支气管炎、过敏性咳嗽。

(3)过敏性鼻炎、过敏性结膜炎、过敏性皮炎。

5.用法用量

口服。成人每次 1 mg,每天 2 次;极量为每天 4 mg。儿童 4～6 岁每次 0.4 mg,6～9 岁每次 0.5 mg,9～14 岁每次 0.6 mg;以上均为每天 1～2 次。

6.不良反应

常见嗜睡、倦怠、口干、恶心等胃肠道反应;偶见头痛、头晕、迟钝、体重增加。

7.禁忌证

对本品过敏者、车辆驾驶员、机械操作者以及高空作业者工作时禁用。

8.药物相互作用

(1)与乙醇及镇静催眠药合用可增强困倦、乏力等症状,应避免合用。

(2)与抗胆碱药合用可增加后者的不良反应。

(3)与口服降血糖药合用时,少数糖尿病患者可见血小板减少,故两者不宜合用。

(4)本品抑制齐多夫定的肝内代谢,应避免合用。

(5)本品与抗组胺药有协同作用。

9.注意事项

过敏体质者慎用。

10.特殊人群用药

(1)孕妇慎用;哺乳期妇女应用本品应停止哺乳。

(2)3 岁以下的儿童不推荐使用本品。

(四)孟鲁司特

1.别称

蒙泰路特钠,孟鲁司特钠,顺尔宁。

2.药理作用

本药为高选择性半胱氨酰白三烯(Cys-LTs)受体拮抗剂,通过抑制 LTC_4、LTE_4 与受体的结合,可缓解白三烯介导的支气管炎症和痉挛状态,减轻白三烯所致的激惹症状,改善肺功能。

3.药动学

口服吸收迅速而完全,口服的平均生物利用度为 64%,99% 的本品与血浆蛋白结合。本品几乎被完全代谢,细胞色素 P4503A4 和 2C9 与其代谢有关。完全由胆汁排泄,在健康受试者中的平均血浆半衰期为 2.7～5.5 小时。

4.适应证

用于哮喘的预防和长期治疗,包括预防白天和夜间的哮喘症状,治疗对阿司匹林敏感的哮喘患者以及预防运动诱发的支气管哮喘。也用于减轻过敏性鼻炎引起的症状(15 岁及 15 岁以上成人的季节性过敏性鼻炎和常年性过敏性鼻炎)。

5.用法用量

口服。成人及 15 岁以上的儿童每次 10 mg,每天 1 次;6～14 岁的儿童每次 5 mg,每天1 次;2～5 岁的儿童每次 4 mg,每天 1 次,睡前服用咀嚼片。

6.不良反应

不良反应较轻微,通常不须终止治疗。临床试验中,本药治疗组有 ≥1% 的患者出现与用药有关的腹痛和头痛。

7.禁忌证

对本品任何成分过敏者禁用。

8.药物相互作用

(1)利福平可减少本药的生物利用度。

(2)与苯巴比妥合用时,本药的曲线下面积(AUC)减少大约 40%,但是不推荐调整本药的使用剂量。

(3)本药在推荐剂量下不对下列药物的药动学产生有临床意义的影响,如茶碱、泼尼松、泼尼松龙、口服避孕药(炔雌醇/炔诺酮)、特非那定、地高辛和华法林。

9.注意事项

(1)在医师的指导下可逐渐减少合并使用的吸入性糖皮质激素的剂量,但不应突然停用糖皮质激素。

(2)在减少全身用糖皮质激素的剂量时,偶见嗜酸性粒细胞增多症、血管性皮疹、肺部症状恶化、心脏并发症和神经病变,因此患者在减少全身用糖皮质激素的剂量时应加以注意并做适当的临床监护。

10.特殊人群用药

(1)孕妇应避免使用本品。

(2)哺乳期妇女慎用。

(3)6个月以下儿童用药的安全性和有效性尚未明确。

(五)扎鲁司特

1.别称

安可来,扎非鲁卡。

2.药理作用

本药为口服的长效高度选择性半胱氨酰白三烯(Cys-LTs)受体拮抗剂,既能拮抗白三烯的促炎症活性,也可拮抗白三烯引起的支气管平滑肌收缩,从而减轻哮喘的有关症状和改善肺功能。使用本品不改变平滑肌对 β_2 受体的反应性,对抗原、阿司匹林、运动及冷空气等所致的支气管收缩痉挛均有良好疗效。

3.药动学

口服吸收良好,血药浓度达峰时间(t_{max})约为 3 小时,但服药 2 小时内便可产生明显的首剂效应。血浆蛋白结合率为 99%。本药主要在肝脏代谢,消除半衰期约为 10 小时。主要经粪便排泄(89%),经尿排泄仅为口服剂量的 10%。

4.适应证

用于轻、中度慢性哮喘的预防及长期治疗。对于用 β_2 受体激动药治疗不能完全控制病情的哮喘患者,本品可以作为一线维持治疗。

5.用法用量

口服,成人及 12 岁以上儿童的起始剂量及维持剂量为每次 20 mg,每天 2 次。根据临床反应,剂量可逐步增加至 40 mg,每天 2 次时疗效更佳。

6.不良反应

头痛、胃肠道反应、皮疹、变态反应(荨麻疹和血管性水肿)、轻微的肢体水肿(极少)、挫伤后出血障碍、粒细胞缺乏症、AST 及 ALT 升高、高胆红素血症;罕见肝衰竭。

7.禁忌证

对本产品及其组分过敏者、肝功能不全者禁用。

8.药物相互作用

(1)在肝脏经 CYP2C9 药酶代谢,并抑制 CYP2C9 的活性,可升高其他 CYP2C9 抑制剂如抗真菌药氟康唑、他汀类调血脂药氟伐他汀的血药浓度。

(2)本品亦可抑制 CYP2D6 的活性,使经该药酶代谢的 β 受体阻滞剂、抗抑郁药和抗精神病药的血药浓度升高。

(3)阿司匹林可使扎鲁司特的血药浓度升高。

(4)与华法林合用可增高华法林的血药浓度,使凝血酶原时间延长。

(5)红霉素、茶碱及特非那定可降低本品的血药浓度。

9.注意事项

(1)如发生血清氨基转移酶升高等肝功能不全的症状或体征,应对患者进行相应的处理。

(2)若出现系统性嗜酸性粒细胞增多,有时临床体征表现为系统性脉管炎,与 Churg-Strauss 综合征的临床特点相一致,常与减少口服糖皮质激素的用量有关。

(3)本品不适用于解除哮喘急性发作时的支气管痉挛。

(4)不宜用本品突然替代吸入或口服的糖皮质激素治疗。

(5)对于易变性哮喘或不稳定性哮喘的治疗效果尚不明确。

10.特殊人群用药

(1)孕妇、哺乳期妇女慎用。

(2)65 岁以上的老年人对本药的清除率降低,但尚无资料证明可导致药物蓄积。服用本药后,老年患者的感染率增加,但症状较轻,主要影响呼吸道,不必终止治疗。

(3)国内的资料指出,12 岁以下儿童用药的安全性和有效性尚不明确,不推荐 12 岁以下的儿童使用。

(六)药物特征比较

1.药物相互作用比较

见表 5-9。

2.不良反应比较

白三烯受体拮抗药可引起嗜酸性粒细胞增多、血管炎性皮疹、心肺系统异常和末梢神经异常,应予以注意。

表 5-9　常用的白三烯受体调节药与有关药物的相互作用

药物	代谢酶	对 P450 同工酶的影响	药物相互作用
扎鲁司特	CYP2C9	抑制 CYP2C9、CYP3A4	抑制华法林的代谢,能延长凝血酶原时间约 35%;红霉素、特非那定和茶碱可能降低本品的血药浓度(分别约为 40%、54% 和 30%),但本品不影响这 3 种药物的浓度;高剂量的阿司匹林可增加本品的血药浓度约 45%
孟鲁司特	CYP3A4 CYP2C9	不影响 CYP3A4、2C9、1A2、2A6、2C19、2D6 的活性;抑制 CYP2C8(体外)	对华法林、特非那定、茶碱、地高辛、泼尼松龙、口服避孕药等的药动学无明显影响;苯巴比妥、利福平等肝药酶诱导剂可降低本品的 AUC 约 40%,应酌情调整剂量;不抑制紫杉醇、罗格列酮、瑞格列奈经 CYP2C8 代谢

(1)色甘酸钠:恶心、口干;偶见皮疹;刺激性咳嗽,偶有排尿困难。

(2)酮替芬:嗜睡、头晕目眩、头痛;口干、恶心;皮疹;体重增加。

(3)孟鲁司特:头痛、睡眠异常;腹痛、恶心、呕吐、消化不良、腹泻;肌肉痉挛、肌痛。

(4)扎鲁司特:出血障碍、粒细胞缺乏;头痛;胃肠道反应、ALT 及 AST 升高、高胆红素血症;荨麻疹和血管性水肿。

(5)曲尼司特:可见红细胞计数及血红蛋白降低、外周嗜酸性粒细胞增多;偶见头痛、眩晕、失眠、嗜睡;少见食欲缺乏、腹痛、恶心、呕吐、腹泻;可见皮疹、全身瘙痒;少见尿频、尿急、血尿。

参 考 文 献

［1］黄清波,聂存玲,万海清.药物合理应用与不良反应［M］.西安:西安交通大学出版社,2018.

［2］李红.现代药物合理应用［M］.长春:吉林科学技术出版社,2018.

［3］晋利华.临床药物应用［M］.天津:天津科学技术出版社,2017.

［4］史录文.国家药物政策与基本药物制度［M］.北京:人民卫生出版社,2020.

［5］姚文山.国家基本药物临床应用指南［M］.天津:天津科学技术出版社,2019.

［6］韩英.临床药物治疗学［M］.北京:人民卫生出版社,2020.

［7］王佳佳.临床药物理论与实践［M］.北京:科学技术文献出版社,2020.

［8］宋敏.药物分析实验与指导［M］.北京:中国医药科技出版社,2020.

［9］郭庚.临床药物应用速查［M］.北京:北京大学医学出版社,2017.

［10］王智亮.现代药物应用手册［M］.长春:吉林科学技术出版社,2017.

［11］陈国友.精编临床药理及药物应用［M］.长春:吉林科学技术出版社,2017.

［12］王晓蕾.实用临床药物汇编［M］.北京:科学技术文献出版社,2020.

［13］刘畅.临床药物应用治疗［M］.北京:科学技术文献出版社,2019.

［14］梁娜.现代临床药物应用［M］.长春:吉林大学出版社,2019.

［15］刘欣.药物应用与疾病诊疗［M］.天津:天津科学技术出版社,2020.

［16］张淑娟.临床药物治疗实践［M］.北京:科学技术文献出版社,2020.

［17］冀洪波.实用药物与应用［M］.天津:天津科学技术出版社,2020.

［18］王生寿.新编临床药理及药物应用［M］.长春:吉林科学技术出版社,2019.

［19］林益平.药物应用［M］.杭州:浙江大学出版社,2019.

［20］刘显玲.精神疾病诊疗与药物应用［M］.汕头:汕头大学出版社,2019.

［21］刘维兵.新编临床中西医药物应用［M］.长春:吉林科学技术出版社,2019.

［22］巩聿清.临床药物应用［M］.北京:科学技术文献出版社,2019.

［23］周丰涛,徐艳.现代药物治疗学与药品安全应用［M］.北京:金盾出版社,2018.

［24］刘艳骄,赵成思,蔡霞,等.安眠药物的合理应用和替代治疗［M］.北京:中国中医药出版社,2018.

［25］高学德.药物学基础与临床应用［M］.长春:吉林大学出版社,2019.

［26］王春斌.新编临床药物学应用［M］.长春:吉林大学出版社,2019.

［27］唐赟.药物设计学［M］.北京:化学工业出版社,2020.

［28］吴国忠.药物基本知识［M］.北京:人民卫生出版社,2020.

［29］孙传聪,翟树林.药物制剂设备［M］.北京:中国医药科技出版社,2020.

［30］王文萱.常用临床药物［M］.北京:科学技术文献出版社,2020.

［31］郭英雪.临床药物学基础与临床应用［M］.南昌:江西科学技术出版社,2019.

［32］谭晓莉.常用药物临床特点与合理应用［M］.北京:中国纺织出版社,2019.

［33］颜青,俞云松,王明贵.抗菌药物临床应用管理专家观点［M］.北京:科学技术文献出版社,2018.

［34］郎丰山.实用药物应用与临床［M］.天津:天津科学技术出版社,2018.

［35］张秀峰.临床药物治疗的安全应用［M］.北京:科学技术文献出版社,2018.

［36］罗光荣.抗抑郁药物黛力新［J］.家庭医学,2019(9):57-59.

［37］陈庆,陈建丽.心肺复苏药物研究进展［J］.医药前沿,2019,9(3):5-6.

［38］张智文.房颤的药物治疗进展［J］.心血管病防治知识,2019(4):95-96.

［39］甘良英.警惕药物性肾损害［J］.健康世界,2019(2):19-20.

［40］朱继东.肿瘤免疫治疗药物研发进展［J］.药学进展,2019,43(7):481-482.